AF464997

ESSAI

SUR LES

FIÈVRES ADYNAMIQUES

EN GÉNÉRAL.

Les hommes n'ont point changé quant à leur nature : ce sont les circonstances et les variations qu'on observe depuis quelques années dans l'atmosphère qui ont changé leur constitution.

ESSAI

SUR LES

FIÈVRES ADYNAMIQUES

EN GÉNÉRAL;

Notamment sur celle qui règne épidémiquement aux Indes occidentales, et sur ses rapports avec les maladies qu'on observe aujourd'hui en Europe :

AVEC UNE NOTICE SUR LA FIÈVRE JAUNE;

PAR M. LE FOULON,

Docteur en Médecine de l'Université de Montpellier, résidant ci-devant à la Gouadeloupe, et maintenant à Nantes.

Occasio præceps..... Judicium difficile.
HIPP. *Aph.* 1.

A PARIS,

Chez { CROULLEBOIS, Libraire, rue des Mathurins-Saint-Jacques.
MÉQUIGNON, l'aîné, GABON, } Libraires, rue de l'Ecole de Médecine.

1808.

PRÉFACE.

Le titre sous lequel je présente cet Essai au public n'est pas celui que je lui avais d'abord destiné, et ce n'est qu'après y avoir mûrement réfléchi que je me suis décidé à le lui donner. Je l'ai jugé le plus convenable, parce que je traite réellement des *fièvres adynamiques* en général, lorsque je parais m'occuper spécialement de la fièvre qui désole aujourd'hui les Indes occidentales. La marche que j'y suis semble, il est vrai, me les fa[illegible] perdre de vue pendant quelque t[illegible] ails mais les développemens et l[illegible] en dans lesquels j'entre alors [illegible]ermine sont pas moins applicabl[illegible] toujours par les leur rapporter; de sorte qu'il n'est pas douteux que je me serve de la dernière, comme du moyen le plus propre à les faire connaître. Et en effet, il n'en est aucune, même en France, parmi les premières, dont la description s'éloigne tellement d'une de celles des espèces que j'ai cru à propos d'en faire, qu'on ne puisse lui comparer, et qui ne fournisse une preuve de leur conformité avec elle. Ainsi, je n'ai pu parler de l'une sans toucher à ce qui concerne les autres, et j'ai véritablement traité des *fièvres adynamiques en général.*

Je m'attends, en livrant cet Essai à 'mpression, à rencontrer plus d'un con-'cteur; mais le sujet en est si inté-r cul pour tous les hommes, et parti-nt pour les médecins, que je n'ai pas dû être arrêté par une aussi faible considération. Quelle raison aurais-je d'ailleurs de me plaindre, lorsque des hommes justement célèbres ont essuyé des persécutions pour avoir annoncé des vérités utiles ?

Bien éloigné d'établir aucune comparaison entre eux et moi, j'espère du temps la justice qu'on leur a rendue ; et si je diffère, en faisant part de mes idées, de l'opinion commune sur la théorie des fièvres des Indes occidentales, et d'un grand nombre de celles qu'on voit aujourd'hui en Europe, de même que sur la manière de les traiter, c'est que j'ai observé qu'elles n'étaient pas les véritables, et que les fautes des autres, et celles que j'ai commises moi-même, m'ont conduit à faire des réflexions auxquelles on ne s'était point encore livré. Ainsi, dans une science de faits, il reste toujours à perfectionner, et il arrive souvent qu'un homme ordinaire découvre ce qui était échappé aux plus savans : c'est, sans doute, à cétte cause que je peux attribuer le peu de bien que j'ai pu faire. Je vais dire comment j'y suis parvenu.

J'ai quitté la France encore jeune pour passer à la Guadeloupe, où j'arrivai plein de la lecture des meilleurs auteurs, et surtout de *Baglivi*, que j'avais sérieusement médité. J'avais même déjà une pratique formée. Loin de m'y comporter comme le plus grand nombre a coutume de le faire, et de chercher à y voir de suite des malades, je m'en éloignai pendant plusieurs mois, durant lesquels je

PRÉFACE.

Le titre sous lequel je présente cet Essai au public n'est pas celui que je lui avais d'abord destiné, et ce n'est qu'après y avoir mûrement réfléchi que je me suis décidé à le lui donner. Je l'ai jugé le plus convenable, parce que je traite réellement des *fièvres adynamiques* en général, lorsque je parais m'occuper spécialement de la fièvre qui désole aujourd'hui les Indes occidentales. La marche que j'y suis semble, il est vrai, me les faire perdre de vue pendant quelque temps; mais les développemens et les détails dans lesquels j'entre alors ne leur en sont pas moins applicables, et je termine toujours par les leur rapporter; de sorte qu'il n'est pas douteux que je me serve de la dernière, comme du moyen le plus propre à les faire connaître. Et en effet, il n'en est aucune, même en France, parmi les premières, dont la description s'éloigne tellement d'une de celles des espèces que j'ai cru à propos d'en faire, qu'on ne puisse lui comparer, et qui ne fournisse une preuve de leur conformité avec elle. Ainsi, je n'ai pu parler de l'une sans toucher à ce qui concerne les autres, et j'ai véritablement traité des *fièvres adynamiques en général*.

Je m'attends, en livrant cet Essai à l'impression, à rencontrer plus d'un contradicteur; mais le sujet en est si intéressant pour tous les hommes, et particulièrement pour les médecins, que je

son utilité et de la nécessité où l'on est de s'y soumettre.

Cette manière de se comporter à l'égard des fièvres paraît, en France, admissible aux colonies, dans un grand nombre de cas; mais on y répugne à croire qu'elle puisse convenir à celles qu'on observe dans les régions tempérées. Il est cependant plus souvent indispensable d'y recourir qu'on ne se l'imagine; car il s'en faut bien que les fièvres du caractère de celles qui ravagent le Nouveau-Monde y soient confinées, puisque leur existence est également constatée dans l'Ancien, où, quoiqu'elles y soient moins prononcées que dans le premier, et qu'il faille quelquefois une grande délicatesse dans le jugement pour saisir certaines d'entre elles, elles se montrent néanmoins, pour la plupart, aussi à découvert que dans les pays chauds. Je me persuade qu'il suffira aux personnes sensées, et qui cherchent de bonne foi à s'instruire, d'avoir sous les yeux les observations que j'en ai rapportées, pour être convaincues que non-seulement on y en voit de semblables, mais qu'elles y compliquent encore, dans quelques circonstances, un grand quart des autres maladies. J'ajoute qu'elles seront surprises qu'on ait besoin de les leur signaler, puisqu'elles ont un mode d'être si différent de celui des fièvres qu'on observait jadis et qu'on rencontre journellement dans la pratique.

Je ne pousserai pas ici plus loin ces réflexions, parce que j'y reviendrai plusieurs fois dans le cours de cet Essai, que j'ai entrepris uniquement dans la vue d'être utile.

Afin de ne pas revenir à chaque instant sur la composition des remèdes à employer dans les fièvres dont je vais m'occuper, je renvoie à la fin de cet ouvrage, où l'on trouvera les différentes formules de ceux que j'y prescris.

INTRODUCTION.

Peu de maladies méritent sans doute une attention plus sérieuse de la part des médecins que la fièvre qui désole aujourd'hui les Indes occidentales. La mortalité qu'elle y a causée, l'incertitude qu'ont eue de son caractère les gens de l'art qui ont été à même de l'examiner, et leur aveu unanime sur le défaut de succès des divers traitemens qu'ils lui ont opposés, ont dû naturellement inspirer à ceux qui, venant habiter ces pays pour la première fois, se trouvaient plus particulièrement exposés à ce fléau, un effroi d'autant plus excusable, qu'ils étaient convaincus de ne pouvoir pas échapper à son attaque. Aussi l'aspect de ses ravages en a-t-il décidé un grand nombre à chercher dans une fuite précipitée le salut que tous n'ont pas eu le bonheur d'y rencontrer, puisque plusieurs d'entre eux, déja atteints de la contagion, y ont succombé quelques jours après leur départ.

Ils ne voyaient donc plus qu'une sorte de folie à rester exposés à un danger qu'ils croyaient pouvoir encore éviter par la fuite. J'avouerai moi-même que, quelque accoutumé que je dusse être à l'influence du climat, les rapports que l'on faisait en France de cette épidémie, qui tendaient à la faire considérer comme pestilentielle, ont retardé de plus de trois mois un voyage que mes affaires à la Guadeloupe me rendaient indispensable. Absent depuis huit ans de cette colonie, je craignais de retourner dans une contrée aussi meurtrière, et que je n'avais pas connue telle autrefois. Je m'y rendis cependant au commencement de germinal an 11.

On était encore en paix, et la mortalité, entretenue par l'arrivée successive et constante des Européens, continuait à sévir. Sur cent, à peine cinq étaient épargnés, et rarement un pareil nombre survivait à la maladie (1).

(1) Cette vérité n'est pas aussi constante pour ceux qui allaient de suite habiter les quartiers sains de la colonie. Là, vivant isolés, quelques-uns d'entre eux,

Les entretiens que j'eus à son sujet avec les médecins, dont quelques-uns étaient depuis long-temps fixés dans le pays, me frappèrent de surprise; car, outre qu'ils la prétendaient nouvelle, ils n'avaient jamais rien vu qui approchât de sa malignité. Ils avaient employé tour-à-tour tous les moyens jugés propres à combattre cette maladie; et je n'en voyais aucun qui eût été omis.

Je tremblai dès-lors d'être appelé pour la traiter, et de me voir ainsi réduit au rôle affligeant de contemplateur inutile. J'attendis donc avec une impatiente perplexité pour juger des choses par moi-même; et elle ne tarda pas à se présenter.

Un de mes anciens amis, M. Duviella, capitaine de la rivière de Bordeaux, était depuis trois semaines dans le port de la Pointe-à-Pître, ville où je résidais. Il avait déjà perdu deux de ses

---

qui n'avaient pas contracté le germe de cette maladie, ont été assez heureux pour n'en pas être atteints, et n'en ont point éprouvé d'autres, que celles qu'ils auraient pu avoir autrefois.

officiers et deux matelots; et son chirurgien, qui mourut le lendemain en vomissant des flots de sang, était malade depuis quatre jours. Il me fit voir un de ses mousses âgé de quatorze ans, chez lequel l'invasion de la fièvre, qui avait eu lieu pendant la nuit, ressemblait en tout à celle des gens de son équipage qui étaient morts. Il fut parfaitement rétabli le quatrième jour. Un de ses officiers et trois matelots qui tombèrent malades pendant que je soignais ce dernier, le furent tous le sixième.

La prompte guérison de ces personnes, que j'avais à la vérité traitées dès les premiers momens de leur chûte, répandit sur leur maladie des doutes que j'aurais pu moi-même partager, si les réflexions que j'avais eu le temps de faire ne m'avaient démontré qu'elle était le résultat de la méthode que j'avais suivie.

En effet, je m'étais trouvé à même de voir quelques malades traités par mes confrères, et que j'avais jugés sans espoir le quatrième jour. L'examen des remèdes administrés à ces malades m'avait convaincu, dès ce moment, qu'ils n'étaient pas ceux qu'exige dans son début une maladie dont la marche est aussi rapide, et que, loin de temporiser avec elle, il était urgent d'agir avec vigueur dès le principe, afin de s'opposer au développement de symptômes aussi alarmans que l'étaient ceux dont j'étais témoin. Tel avait été l'objet que je m'étais proposé de suivre, et d'après lequel je m'étais conduit.

Cette pratique était celle que j'avais adoptée long-temps auparavant, et à laquelle l'expérience m'avait appris à recourir dès l'invasion de certaines fièvres, dans la vue de prévenir leur dégénérescence, contre laquelle elle m'avait montré qu'il fallait toujours être sur ses gardes. L'habitude que j'ai contractée de les considérer toutes avec une attention sévère a eu depuis sur moi d'autant plus d'empire, que j'en avais traité autrefois quelques-unes qui ne m'avaient pas paru d'abord dignes de toute l'attention qu'elles méritaient, et qui avaient pris dans la suite un caractère si mauvais, qu'elles avaient résisté aux remèdes les plus énergiques, alors donnés trop tard.

Je m'étais donc comporté à l'égard de cette fièvre épidémique comme je l'avais fait dans toutes les sporadiques de ce genre, que j'avais observées pendant mes premiers séjours dans cette colonie, où elle ne paraît nouvelle que par la prodigieuse quantité des individus qu'elle frappe, et par la faculté qu'elle a de se communiquer : car, si l'on en excepte l'espèce première du chap. 1.er, qui est la plus fréquente de toutes, et qui est visiblement l'*ancienne des nouveaux-venus, dénaturée par la contagion*, j'en ai, de tout temps, vu de semblables attaquer indifféremment ceux-ci, lorsqu'ils se trouvaient soumis aux causes qui y donnent lieu aujourd'hui, et les anciens habitans, qui, quoiqu'on ait avancé le contraire, y sont sujets comme eux, à ces différences près néanmoins, qu'ils en sont plus rarement atteints, que le développement de la maladie est moins prompt chez eux, et que, donnant ainsi plus de temps pour le choix et l'emploi des moyens, son issue est moins douteuse.

C'est en suivant cette méthode (j'ose l'attester) que, sur quatre cents malades et plus auxquels j'ai, pendant le séjour de quinze mois que je viens de faire dans ce pays, donné mes soins à l'époque où ils pouvaient encore être utiles (ce qui avait rarement lieu après le troisième redoublement, lorsque la fièvre s'était déclarée évidemment continue d'abord), il n'en est mort que quatre. De ce nombre, deux ont succombé à une rechûte qu'ils s'étaient attirée par leur imprudence : le premier en fut réduit de suite à un état désespéré, et je ne fus plus le maître du traitement de l'autre. L'évènement malheureux arrivé au troisième est dû à des remèdes qui lui furent donnés clandestinement, et aux contrariétés que je n'avais pas cessé d'éprouver durant le cours de sa maladie, qui eût été très-peu sérieuse, s'il n'avait pas été détourné de suivre les conseils que je lui avais donnés au commencement. Le quatrième enfin, attaqué mortellement, fut enlevé dans l'espace de huit heures. Lorsque je décrirai les espèces auxquelles ces différens cas appartiennent, je ne manquerai pas à les rapporter. Ils serviront, en exposant la conduite que j'y ai tenue, et ce qui a occasionné la mort de deux de ces individus, à jeter un grand jour sur le traitement général de cette fièvre, une des moins meurtrières que je connaisse, quand elle est prise à temps et traitée d'une manière convenable.

L'objet que je me propose dans cet essai ne serait qu'incomplètement rempli si je passais de suite à la description de la fièvre qui doit nous occuper, puisqu'il est plusieurs points essentiels qu'il est nécessaire d'examiner auparavant, afin d'en donner une juste idée. Le premier sera relatif aux individus qui y sont soumis.

En indiquant, d'un côté, les motifs qui déterminent la plupart des Européens à passer aux colonies, les peines et les privations qu'ils ont à supporter durant la traversée, les dangers qui menacent leur constitution, et enfin l'état physique et moral dans lequel ils se trouvent à leur arrivée et pendant les premiers mois qu'ils y demeurent; en montrant de l'autre quelle est la position des habitans de ces mêmes colonies, soit qu'ils en soient natifs, ou qu'ils y soient naturalisés par le séjour qu'ils y ont fait, ou par les maladies, ne sera-ce pas avoir déjà beaucoup éclairé sur le mode de traitement qui convient aux uns et aux autres, et désigné en même temps ce qui établit la disproportion du péril et de la fréquence de cette fièvre qu'on observe entre ces individus, et pourquoi le premier diminue en raison de l'habitude et du temps qu'on les habite? Il sera encore aisé, d'après cela, de juger de leur aptitude réciproque à contracter la maladie, et par quelle raison il en est même parmi les premiers qui n'en éprouvent que de légères atteintes, et quelques-uns qui l'évitent entièrement.

Ainsi je vais d'abord considérer les Européens depuis le moment où ils conçoivent le projet de traverser les mers, et les suivre dans leur voyage, pour ne les perdre de vue que quelque temps après leur arrivée. Je ferai voir ensuite quels sont les changemens qu'a subis la constitution de ceux que le temps a naturalisés ou assimilés aux créoles, qui, par leur naissance dans le pays, se trouvent dans la position la plus heureuse, à moins qu'ils n'y soient de retour depuis peu, à la suite d'une longue absence.

Quelles que soient les raisons qui déterminent le plus grand nombre de ceux qui passent aux colonies, on ne peut nier qu'ils n'aient de rudes combats intérieurs à essuyer avant de se décider à une pareille entreprise ; car ils ne peuvent guères quitter de sang froid leur pays, leur famille et leurs habitudes, pour se transporter dans des contrées dont ils n'ont que des notions confuses. Cependant leur imagination, plus ou moins exaltée, leur aplanit les obstacles, et l'idée chimérique d'une fortune brillante les leur fait surmonter tous. La résolution de partir étant une fois prise, ils sont tout entier à ce qu'ils vont faire, et s'en occupent avec ardeur. Ils laissent néanmoins apercevoir, au milieu des agitations qu'ils se donnent pour se préparer à exécuter leur projet, une inquiétude secrète qui les rend rêveurs. La crainte de ne pas réussir l'emporte souvent sur les espérances; mais pour mettre enfin un terme à ce combat, ils finissent par s'étourdir sur leur situation.

Indépendamment des peines de l'esprit, ils ont encore à surmonter les fatigues inséparables des préparatifs d'un semblable voyage, et le plus communément d'une longue route que nécessite la distance où ils sont d'un port de mer, où ils se rendent presque toujours avant le temps convenable, d'après les avis qu'ils reçoivent. C'est là que, contrariés par le retard qu'ils éprouvent, on les voit consommer dans l'impatience et dans l'ennui le peu qui leur est resté après l'achat d'une petite pacotille qui fait tout leur espoir. Tous ne sont pas, à la vérité, réduits à d'aussi foibles moyens; mais ceux qui en possèdent de plus grands ont aussi une ambition plus étendue, et, tout bien considéré, la position des uns et des autres est à cet égard la même.

Le moment de mettre à la voile arrive enfin, et quelle que soit la grandeur des bâtimens sur lesquels ils s'embarquent, le nombre des passagers est toujours aujourd'hui plus considérable qu'elle ne le comporte. Au lieu de s'y trouver logés commodément comme ils l'auraient été autrefois, ils y sont entassés et exposés, pendant trente-cinq à quarante jours que dure un passage ordinaire, aux influences malignes d'un air qui se vicie en peu de temps par son défaut de renouvellement. C'est surtout pendant les premiers jours, durant lesquels l'insouciance que cause le mal de mer en retient la plus grande partie dans les cabanes, qu'ils ont le plus à souffrir des vapeurs de la cale et de l'odeur fétide des matières qu'ils rejettent par le vomissement et par les selles. La soif, que le goût affreux que l'eau contracte en se putréfiant dans les tonneaux, les empêche de satisfaire, contribue encore à rendre leur situation plus pénible; c'est l'instant des regrets....

Bientôt il ne reste plus de ces anxiétés que le souvenir; cinq à six jours ont suffi pour les faire oublier: ils sont faits à la mer et à toutes ses incommodités, et la nature a repris le dessus. A un dégoût total succède un appétit que rendent vorace l'air vif qu'ils respirent et l'agitation continuelle que produit le mouvement des flots. Mais la petitesse des navires n'ayant pas permis de faire une provision suffisante de vivres frais, ces voyageurs n'ont guères pour nourriture que des viandes salées, dont ils mangent peut-être pour la première fois, et qui les échauffent beaucoup, et pour boisson que de l'eau dégoûtante qui les force à recourir au vin. Souvent même l'exemple et le conseil des marins en portent plusieurs à faire usage des liqueurs spiritueuses, qui, à la vérité, les désaltèrent pour l'instant, et à l'abus desquelles ils se laissent facilement entraîner. Un pareil régime, en condensant les humeurs et en donnant un ton forcé à la fibre, occasionne une diminution dans les secrétions, dont la matière retenue dans le sang devient dès-lors un principe certain de maladie.

Une cause encore bien propre à augmenter le mal, est la chaleur qui s'accroît à mesure qu'on s'avance vers le sud. Tempérée par un vent qui souffle régulièrement de l'est, quand on a dépassé les Açores, si elle n'est jamais assez forte à bord des bâtimens qui vont en Amérique, tandis qu'on est sur la mer, pour diminuer sensiblement l'appétit, son action sur le corps est néanmoins suffisante pour les fatiguer et les appesantir. Jointe au balottement perpétuel auquel on est livré, elle provoque au sommeil; et ces hommes qui n'y sont déjà que trop enclins par le désœuvrement, s'y abandonnent plusieurs fois dans la journée, malgré les conseils qu'on leur donne de lui résister.

Ils arrivent enfin dans les colonies, après avoir respiré, les nuits entières et la plus grande partie des jours, un air concentré et mal-sain, la plupart dans un embonpoint qui n'est pas naturel, produit par un excès d'alimens et de boissons, et favorisé par le défaut d'exercice. Ils s'y trouvent tout-à-coup exposés à une chaleur excessive qui leur est insupportable, et qui donne lieu à une transpiration si abondante, qu'ils en sont excédés. Pour ne point avoir à souffrir d'un changement si extraordinaire, il faudrait qu'ils eussent le temps de s'y faire ; mais comment se permettraient-ils le repos qu'exigerait la conservation de leur santé, lorsqu'ils se trouvent soumis à la loi impérieuse de travailler pour vivre ?

Les voilà donc réduits à se livrer, presque aussitôt après leur débarquement, à des occupations qui, quelque légères qu'elles soient en elles-mêmes, n'en sont pas moins fatigantes pour eux. Ce n'est pas tout : ils avaient compté en partant sur une fortune rapide et aisée, et qui ne leur paraît plus si facile : il n'a fallu qu'un seul moment pour les désabuser et leur découvrir le néant de leurs espérances. Sans soutien (car les malheurs des colonies, en détruisant les fortunes, les ont aussi privés des secours qu'ils y auraient jadis rencontrés, et qui leur eussent laissé entrevoir un avenir consolant), ils n'ont plus de ressource qu'en leur modique pacotille, qui, par la concurrence et la misère des temps, ne leur offre, le plus communément, que beaucoup de perte, au lieu des grands bénéfices qu'ils s'en étaient promis, et dont la cherté des vivres va dans peu absorber les fonds. Ils tombent dans un chagrin violent que suit bientôt le désespoir. Ajoutez à cela les excès de tous genres, à quelques-uns desquels ils sont vivement sollicités par le climat et par l'état d'échauffement où ils se sont mis, et vous aurez un tableau fidèle de la situation du plus grand nombre d'entre eux.

Je viens de dire du plus grand nombre d'entre eux, car tous ne sont pas dans ce cas. Il en est de plus heureux qui sont reçus, en arrivant, dans des maisons auxquelles ils ont été recommandés. Ceux-ci, exempts de craintes quant aux besoins, ont même, par la certitude qu'on a de les placer, l'esprit tranquille sur leur sort futur; mais en sont-ils plus à l'abri des accidens qui menacent leur vie? L'intérêt qu'on leur porte est précisément ce qui cause leur perte. En effet, s'ils reçoivent d'un côté des avis salutaires et des consolations, on met, d'un autre, tout en œuvre pour prévenir la maladie, ou pour la rendre moins grave, en supposant qu'ils en soient attaqués, et l'on emploie en conséquence les rafraîchissans, les bains, les médecines de précaution, et quelquefois la saignée. Cette méthode débilitante, bien loin de les en préserver, les rend peut-être plus susceptibles de la contracter que ne le sont les premiers, malgré les inquiétudes auxquelles ils sont en proie, et le déréglement de leur conduite, pourvu cependant que celui-ci ne soit pas porté trop loin.

Ainsi, telle est malheureusement la condition des uns et des autres, que l'extrême chaleur, l'irrégularité dans la conduite, les soucis, le service militaire auquel ils sont tenus peu de jours après leur débarquement, et les soins mal entendus, les réduisent à un état de faiblesse qui les dispose à recevoir les funestes impressions du climat et de l'épidémie, et facilite le développement d'une fièvre qui a tant de rapports avec certaines fièvres des prisons, et dont plusieurs avaient apporté le germe, qui avait pris naissance chez eux pendant la traversée. Si cette dernière vérité est incontestable, comme on n'en peut pas douter, puisqu'il ne manque pas d'exemples d'infortunés dont les uns sont morts quelques jours avant l'arrivée des bâtimens qui les portaient, et les autres en mettant pied à terre, devra-t-on être surpris en apprenant que, de quarante-cinq personnes qui avaient fait ensemble le voyage, et dont quatre encore avaient précédemment habité les colonies, sept seulement étaient vivantes à la fin du troisième mois?

Tout ce que je viens de dire explique pourquoi les matelots et les soldats meurent dans les colonies en bien moins grand nombre que les autres individus. La précaution que l'on a à bord des bâtimens de l'état, de renouveler tous les jours l'air de l'entrepont où ils couchent, l'exercice auquel ils sont assujettis, et le régime réglé qu'ils observent forcément pendant la traversée, les préservent de la plus grande partie des dangers qui résultent d'un voyage où chacun se conduit à sa guise. Ils arrivent par conséquent dans les colonies, tels à-peu-près qu'ils s'étaient embarqués. Ayant les uns et les autres leur sort fixé, ils n'ont pas les inquiétudes qui tourmentent ceux qui courent après la fortune; et si leurs occupations sont en général plus pénibles, ils ne sont pas exposés comme eux aux peines de l'esprit, plus fatigantes encore que le travail du corps.

Si l'on jette maintenant un coup-d'œil sur les anciens colons et sur ceux qu'un long séjour dans les Indes occidentales a *créolisés*, on verra que les causes productives de l'épidémie doivent avoir moins de prise sur eux, quoiqu'ils y soient soumis comme les premiers, et leur être moins meurtrières, lorsqu'ils en sont atteints.

Etablis depuis long-temps dans le pays, le plus grand nombre y ont des possessions ou un commerce, et ceux à qui l'industrie a manqué pour se procurer ces avantages, sont placés de manière à y avoir une existence assurée. Etant tous, de cette sorte, à l'abri des besoins, et libres d'une ambition démesurée, dont le temps leur a appris à se guérir, ils n'ont pas les soucis qui font le malheur des autres, et ils attendent avec patience, de leur travail et des circonstances, un bien qu'ils savent ne pouvoir pas acquérir autrement.

Les créoles dans leur élément naturel, et les créolisés qui sont venus dans des instans plus heureux, sont tous acclimatés : le laps des temps, ou les maladies que ceux-ci ont essuyées pour se faire au pays, moins dangereuses autrefois qu'elles ne le sont aujourd'hui, parce que les causes qui les aggravent, et que j'ai déjà analysées, et celles dont je parlerai dans la suite, n'avaient point lieu alors, ont opéré chez eux le changement qu'exige cette espèce de naturalisation. Leur sang et leurs humeurs appauvris ont perdu leur richesse et leur densité premières : l'usage qu'ils font des alimens, salés en grande partie, et moins substantiels que ceux dont on se nourrit en Europe, les a réduits à cet état, et les y conserve ; leur constitution y est faite, et ils sont désormais les plus convenables pour elle, tandis qu'ils sont insuffisans pour réparer les grandes pertes de ceux qui ne sont pas encore formés au climat : leur peau, en outre, durcie par les rayons du soleil, est moins sensible aux variations de l'atmosphère, et ses pores, plus resserrés, ne laissent échapper de l'humeur transpiratoire que la quantité nécessaire à l'entretien de la santé. Cette disposition, qui les rend capables de supporter les fatigues avec presque autant de facilité qu'on le fait dans les contrées tempérées, les différencie absolument des nouveaux venus, chez qui cette excrétion équivaut à de fortes sueurs, et les empêche ainsi de se livrer à aucun travail pénible.

Ils ne jouissent pourtant pas de la vigueur pro pre aux climats froids : les divers changemens qui se sont opérés en eux les ont réduits à un certain degré de débilité qui, loin de leur être nuisible, est devenue nécessaire à leur conservation ; elle leur permet même des excès qui seraient mortels pour tout autre, celui surtout des liqueurs spiritueuses, que cette faiblesse leur rend indispensables, parce qu'ils y trouvent un préservatif contre les suppressions de la transpiration, source la plus féconde des maux qui affligent l'humanité, et souvent un remède aux maladies qui en sont la suite. Ils ont enfin une manière de se conduire que l'expérience leur a fait adopter, et dont ils sentent le besoin de ne pas se départir; ils sont persuadés qu'ils lui doivent d'être moins sujets aux influences pernicieuses que ceux à qui leur position défend encore de l'observer, et dont, toutes choses égales d'ailleurs, ils n'ont pas autant à craindre les effets, par l'habitude qu'ils ont de s'y trouver exposés.

Mais pourquoi les maladies sont-elles plus fréquentes, et en général plus meurtrières dans les colonies, qu'elles ne l'y étaient autrefois, avant la révolution, par exemple ? Dire quelle était leur situation précédemment à cette époque, quel est leur état actuel et ce qui les y a amenées, c'est, je crois, répondre à ces questions :

1.° Quelle était leur situation avant la révolution ?

Découvertes depuis trois cents ans, ce ne fut

guères, à proprement parler, que vers le milieu du seizième siècle qu'elles commencèrent à être cultivées. Il en coûta cher à ceux qui se livrèrent les premiers à leur défrichement, qui leur fut d'autant plus funeste, que les travaux se firent alors en grand. L'expérience n'avait point encore appris à leurs habitans, devenus tout-à-coup cultivateurs, de flibustiers qu'ils étaient, à être en garde contre la malignité des miasmes qui s'exhalaient en entr'ouvrant ces terres couvertes de forêts aussi anciennes que leur sol : elle ne leur enseigna qu'à la longue à prendre les précautions convenables pour s'y soustraire, et à ne fouiller leurs champs que quelque temps après les avoir dépouillés. Dès ce moment la mortalité diminua. Elle devint moindre, quand elle eut ajouté à ses leçons celle de s'éloigner, autant que possible, des plages marécageuses, et d'observer une conduite régulière, si essentielle dans ces climats, que les plus légers écarts y sont souvent des causes de mort. En suivant ces avis, ils n'avaient à redouter que les maladies qui attaquent naturellement les hommes exposés à de grandes fatigues et aux intempéries des saisons; et un grand nombre y sont parvenus à un âge très-avancé.

Parmi les Européens qu'on y vit dans la suite, les uns y avaient été appelés par leurs parens, les autres envoyés par le gouvernement pour y remplir quelques fonctions; d'autres enfin y passaient dans l'espoir bien fondé d'une fortune que la rareté des hommes et l'abondance des moyens rendaient presque certaine. Tous y étaient reçus avec plaisir, ou, pour mieux dire, tous retrouvaient leur famille dans chacune de celles qu'ils y allaient visiter. Les seuls dangers qu'ils avaient à redouter, étaient donc ceux qui proviennent de la différence de la température du nouveau ciel sous lequel ils venaient habiter, l'exaltation du sang et de la bile : elle donnait lieu à des fièvres inflammatoires ou bilieuses, simples ou compliquées, qui étaient rarement mortelles quand on les traitait bien, et dont tous encore n'étaient pas attaqués.

Ce n'était pourtant qu'après avoir essuyé une de ces espèces, qui, en atténuant les humeurs, leur enlevait cette consistance européenne à laquelle les pays chauds paraissent répugner, qu'ils pouvaient compter sur une santé stable, qui ne devenait telle, lorsqu'ils n'en étaient point atteints, que par un séjour de deux ou trois ans, la nature exigeant un espace de temps aussi long pour une opération qu'elles terminent en quelques semaines. Les autres maladies étaient celles qu'on voit tous les jours en Europe, à l'exception de certaines sporadiques très-rares et du caractère de celles qui y règnent épidémiquement aujourd'hui. Celles-ci cependant n'étaient connues qu'aux environs des marais, quand la convenance des lieux les avait fait choisir pour y former des établissemens; mais les nouveaux venus n'étaient pas plus susceptibles de les contracter, que ne l'étaient les créoles, qu'elles attaquaient comme eux, quand ils venaient y habiter pour la première fois, ou seulement y séjourner pendant les mauvaises saisons.

2.° Quel est leur état actuel et ce qui les y a amenées ?

Sans doute que les colonies n'ont point changé, quant à leur nature, et qu'elles ne seraient pas plus meurtrières en ce moment, qu'elles ne l'étaient jadis, sans des circonstances, à quelques-unes desquelles il eût été presque impossible de s'opposer, et sans d'autres qu'on aurait pu prévenir, parce qu'il était aisé de les prévoir : ces circonstances appartiennent toutes à la révolution.

A peine y fut-elle connue, qu'elle causa une fermentation à laquelle personne ne fut étranger. Ses effets furent terribles sur les habitans, naturellement exaltés, et qui ne la virent pas tous du même œil. Les haines y furent aussi d'autant plus fortes, qu'on y avait été plus à portée de se connaître. Deux partis s'y montrèrent bientôt ; l'un égaré par des hommes perfides et destructeurs, l'autre cherchant à conserver ses propriétés; ce qui était d'autant plus difficile, qu'elles se composaient de noirs, propriétés pensantes, et qu'on pouvait tourner contre lui; ce qu'une funeste expérience n'a que trop démontré. Dès-lors, l'agitation et les inquiétudes furent extrêmes, et en tinrent toute la population sous les armes; et ce qui paraîtra extraordinaire, c'est que, pendant plus de deux ans d'un pareil trouble, les maladies y furent moins communes qu'elles ne l'avaient jamais été: on ne peut même dater le commencement de celles qu'on a vues depuis en si grand nombre à la Guadeloupe, que de l'arrivée des Anglais dans cette île.

Ils sortaient de la Martinique, où ils avaient débarqué, après une traversée de six semaines et un séjour de deux mois dans cette colonie. Le siége du fort Bourbon qu'ils y avaient fait, leur avait causé des fatigues incroyables; et pendant plus de quarante jours qu'il avait duré, privés de tout abri, ils avaient eu à souffrir les intempéries de l'atmosphère, si différente de celle de la région qu'ils venaient de quitter. Des jours brûlans étaient remplacés par des nuits froides, pendant lesquelles il tombe un serein abondant et si pernicieux, que les habitans du pays s'y exposent rarement avec impunité. Les sueurs étaient forcées pendant le jour, et la nuit suspendait la transpiration, si toutefois elle ne la supprimait pas. Leur nourriture était purement animale, et leur boisson du taffia nouveau (1), auquel ils n'étaient point accoutumés, et dont ils buvaient avec profusion.

En Angleterre, les soldats font usage, de chemises de frise : ils les avaient conservées, quoique faisant le service dans les colonies. Comme on n'avait ni le soin, ni vraisemblablement le temps ni la commodité de leur en faire changer aussi souvent que le besoin l'aurait exigé, ils les portaient mal-propres et chargées de la matière des sueurs. Celle-ci, altérée par la chaleur et repompée à chaque instant à la surface de la peau, s'insinuait dans les corps, où elle introduisait un principe de corruption qui commença dès-lors à se manifester. Ils eurent encore à faire de lon-

(1) Eau-de-vie qu'on fait avec un mélange de sirop et d'eau, qu'on laisse fermenter pour le distiller ensuite.

gues marches à la Guadelouppe, et un siége qui leur coûta beaucoup de peines et la perte de plusieurs centaines d'hommes qui, mal enterrés, laissèrent bientôt échapper des miasmes corrupteurs. Le germe de la maladie qu'ils avaient apporté avec eux en devint plus actif, et une fièvre affreuse, du genre des rémittentes, en fut le résultat. D'abord contagieuse parmi eux, elle attaqua tant de monde à-la-fois, que les hôpitaux, qui en furent encombrés, ne furent plus qu'un foyer de ravage et de mort : aussi ne tarda-t-elle pas à se communiquer aux habitans qui avaient le plus de relations avec eux; et l'on observait alors entre ceux-ci et les premiers la même différence dans les symptômes que l'on remarque aujourd'hui entre les Européens et les créoles. Les combats fréquens qu'ils eurent depuis à soutenir contre les forces qu'y conduisirent les délégués du comité du salut public; les cruautés que ces délégués exercèrent contre ceux des colons qu'une imprudente confiance avait fait rester dans les colonies, lorsqu'ils en furent chassés ; les exécutions sans nombre qui en furent la suite ; la misère enfin, et l'arrivée successive de plusieurs renforts qui venaient de France, la maintinrent dans toute son activité.

Elle parut ensuite assoupie pendant trois ans, soit que, durant cet intervalle, les colons, façonnés en quelque sorte aux malheurs, par l'habitude, y fussent devenus moins sensibles, ou que les Anglais, qui avaient vu si souvent leurs entreprises échouer contre cette colonie, ayant cessé de nouvelles descentes, les campagnes ne furent plus arrosées de tant de sang, ni jonchées de tant de cadavres.

Elle s'y renouvela vers le commencement de l'an dix, époque où l'expédition envoyée de France y arriva. Eh ! comment n'y aurait-elle pas sévi de nouveau ? Son débarquement fut le signal des combats, et toutes les parties de cette île en offrirent le spectacle pendant plusieurs mois. Indépendamment de ceux que le fer moissonnait, une grande multitude d'individus périssaient par les supplices. L'insouciance et l'avarice laissaient pourrir sans sépulture et en plein air, ou faisaient jeter dans la mer, les corps de ces innombrables victimes, qui ne tardaient pas à se corrompre et à répandre partout l'infection, et principalement dans les villes situées sur le rivage, où le flux les rapportait. Cependant, dans ces circonstances désastreuses, là nécessité forçait les blancs à s'y rassembler pour former une masse susceptible de se défendre, ou pour être plus à portée de fuir dans le cas où la résistance aurait été jugée inutile.

Il se présente naturellement ici une objection; car si de pareils événemens n'ont pas eu lieu dans toutes les colonies, les causes de mort dont je viens de faire l'énumération n'ont pas dû par conséquent s'y rencontrer. Pourquoi donc la mortalité a-t-elle été dans toutes presque la même?

A cela on peut répondre, qu'aucune d'elles n'ayant été à l'abri de la révolution, aucune aussi n'a été exempte de la visite des Anglais; et que, si l'insurrection n'a pas été générale dans toutes, il n'en a pas été d'assez heureuse pour n'en point avoir eu de partielle; enfin que, si elles ont joui dans la suite d'une tranquillité apparente, elles ne l'ont dû qu'à la surveillance la plus stricte.

Un parti caché, qui n'en était que plus à craindre, des bandes envoyées de temps en temps pour insurger les nègres, parmi lesquels elles répandaient des proclamations pour les pousser au soulèvement, et la crainte journalière d'une invasion, forçaient les habitans à un service extrêmement pénible, et les tenaient dans une inquiétude sans cesse renaissante: en outre, un grand nombre de réfugiés des colonies insurgées y avaient été chercher un asile. Dénués de tout, tremblant sur leur sort actuel, et plus encore sur celui à venir; logés à l'étroit, et contraints, pour exister, de se livrer à des travaux inaccoutumés, et les plus durs; accablés, en un mot, par l'excès de la misère; que de causes propres, en les affaiblissant, à les disposer aux affections les plus graves, et à leur donner naissance?

Aussi, sans en aller chercher ailleurs des exemples, a-t-on vu à la Martinique, île alors soumise aux Anglais, à Saint-Pierre même, ville réputée si salubre, cette fièvre qui y régnait avant l'arrivée des Français, s'y montrer avec autant de malignité, que dans les autres colonies, lorsque ces derniers sont venus en reprendre possession à la paix (1).

Mais il est encore une cause bien plus funeste pour elles, et qui doit être un jour fatale au genre humain, si les gouvernemens n'y apportent pas la plus sévère attention; c'est l'abord constant qu'y font les Américains dans toutes les saisons, sans faire de quarantaine, et seulement après une visite insignifiante. On doit sentir à quels dangers une pareille inobservance peut exposer, puisqu'une fièvre d'un mauvais caractère, et du retour de laquelle on n'a pu jus-

(1) J'ai vu arriver à la Gouadeloupe, il y a trois ans, sept comédiens, reste déplorable d'une troupe composée de cinquante-sept individus qui étaient passés dix mois auparavant dans cette île; et encore de ces sept individus, un avait-il vécu long-temps à Saint-Domingue avant la révolution.

qu'à-présent découvrir la cause, se déclare chez ce peuple presque annuellement, pour durer trois à quatre mois, et qu'il peut en apporter le germe à ces époques.

Combien de fois, en effet, n'ai-je pas vu leurs marins mourir à bord de leurs bâtimens, dans le port de la Pointe-à-Pître et dans la ville même! ou, si elle ne régnait alors que sporadiquement, toutefois avec la différence dans les symptômes dont j'ai parlé, sans y devenir épidémique, c'est à la seule idiosyncrasie des habitans, qui ne laisse que peu d'aptitude à la contracter, qu'on en était redevable.

Cette vérité est rendue évidente par une observation bien digne de remarque, qu'ont sans doute faite comme moi les médecins qui ont été témoins des épidémies qui ont régné au continent de l'Amérique en 1794 et 1795, durant lesquelles il n'y eut que très-peu de réfugiés des îles qui en furent atteints, quoique leur nombre y fût alors fort considérable.

Qu'on ne s'imagine pas que ce que je viens de dire atténue en rien les motifs de crainte:

tous ceux qui habitent les villes maritimes dans les pays chauds ne sont pas acclimatés. Il y arrive journellement, en temps de paix, des passagers et des marins qui y viennent pour la première fois ; et ce sont eux que j'ai principalement en vue, surtout les derniers, qui sont d'autant plus exposés à la contagion, que les navires où ils se trouvent, ne sont point ancrés à une assez longue distance de ceux de ces étrangers. C'est à ce défaut d'éloignement et à la fréquentation des matelots dans les cabarets que je puis attribuer deux épidémies que je me rappelle avoir observées sur des bâtimens de Nantes, dont les équipages presque entiers furent attaqués, et auxquelles un quart au moins succomba.

Le besoin qu'on a de cette nation pendant la guerre ne permet malheureusement pas à présent d'exercer envers ses marins la surveillance active à laquelle il serait nécessaire de les soumettre dans d'autres temps; et ce ne sera qu'à la paix qu'on pourra la porter au point où elle doit l'être, pour avoir le degré d'utilité qu'elle mérite. C'est aussi alors qu'il faudra remédier aux inconvéniens qui résultent de l'entassement des passagers sur les navires qui iront aux colonies, en ordonnant d'en proportionner le nombre à leur capacité.

Au surplus, il est facile d'apercevoir qu'on peut appliquer la plupart des causes qu'on vient d'analyser aux fièvres qu'on a vues si fréquemment régner depuis la révolution en Europe, et surtout en France. Sans doute les incarcérations, les supplices de tous genres, les combats multipliés, les inhumations communément mal soignées et souvent impossibles, les fatigues physiques, et plus encore les affections morales, ont beaucoup contribué à les rendre aussi malignes; mais ne peut-on pas dire que le commerce que nos villes maritimes font avec les Américains et les peuples du midi, chez lesquels il en a aussi régné épidémiquement de semblables, a ajouté au mal, par les rapports qu'il entretient de ces nations avec elles? C'est une vérité que je puis attester pour Nantes (1), où j'avais déjà vu, dans

(1) Précisément, à cette époque, les ports de France ayant tous été fermés aux neutres, par les Anglais, ex-

l'intervalle de l'an 4 à l'an 10, plusieurs de ces maladies, dont le caractère étonne, qui y étaient jadis inconnues, et dont j'ai trouvé le nombre considérablement accru depuis mon retour du voyage que je viens de faire à la Gouadeloupe.

En effet, dans l'espace de six mois, durant lesquels il y est mort un grand nombre de personnes, dont quelques-unes presque subitement, et toutes avec des symptômes qui surprenaient, j'ai donné des soins à plus de trente malades, chez qui j'ai reconnu des fièvres du même genre que celles qui désolent les colonies. On n'observait certainement pas en France, il y a vingt-trois ans, lorsque je la quittai pour la première fois, rien qui eût trait à une maladie de ce caractère. Qu'on juge après cela, si les craintes que témoignent les nations ne sont pas bien fondées, et quel tort pourraient faire aux peuples les médecins qui prétendent que cette fièvre, qui

---

cepté ceux de Cherbourg et de Nantes, le commerce entier qu'ils faisaient se dirigeait sur ces deux points, et principalement sur la dernière ville.

se contracte avec autant de facilité, et que j'ai eue moi-même deux fois par contagion, n'en est pas susceptible, si l'on voulait bien ajouter foi à leurs écrits.

Ce court exposé me paraît suffisant pour démontrer pourquoi la mortalité est plus considérable aux Indes occidentales, parmi les Européens nouvellement débarqués, que parmi les colons; et pourquoi ces pays sont plus dangereux à habiter aujourd'hui qu'ils ne l'étaient ci-devant. Il indique aussi quels sont les moyens dont le gouvernement devra user pour prévenir dans ces contrées une fièvre dont la malignité ne peut diminuer qu'à mesure que les causes qui l'ont produite et qui l'entretiennent, deviendront moins fréquentes. On y voit enfin que c'est avec raison que je me crois autorisé à prouver l'identité de nos fièvres actuelles avec celles qui règnent dans ces climats, puisque indépendamment de la conformité des causes qui y ont donné lieu dans l'un et l'autre hémisphère, elles peuvent encore nous avoir été communiquées.

ESSAI

SUR

LES FIÈVRES ADYNAMIQUES

EN GÉNÉRAL;

Notamment sur celle qui règne épidémiquement aux Indes occidentales, et sur ses rapports avec les maladies qu'on observe aujourd'hui en Europe.

CHAPITRE PREMIER.

ARTICLE PREMIER.

LA fièvre qui fait le sujet de cet essai n'a point d'uniformité dans sa marche. La variabilité qu'elle affecte dans son principe, et les différentes formes sous lesquelles elle se montre, sont sans doute ce qui contribue le plus à en imposer sur son caractère et sur le traitement qui lui convient.

Prenant, en effet, chez les uns, un aspect lent et insidieux qu'elle conserve pendant plusieurs jours, préludant chez d'autres à la manière des tierces ou des double-tierces, sans que les malades aperçoivent dans ces premiers temps un dérangement bien notable dans leur état (à part une légère faiblesse), tandis que le plus grand nombre en sont attaqués brusquement, et souvent, dès qu'elle se déclare, avec une violence extrême, j'ai jugé à propos de la diviser en *espèces*. Cette division, en rendant sa description plus facile, servira à indiquer plus clairement ses moyens curatifs particuliers, auxquels on a recours dans l'occasion, et qu'on administre, soit avant, soit après ceux qui constituent la méthode générale que j'ai adoptée, ou concurremment avec eux, selon que les circonstances le requièrent.

Ces espèces formeront trois chapitres, dont le premier comprendra celles qui ont particulièrement trait aux nouveaux arrivés dans les colonies; le second sera destiné à celles qui attaquent ordinairement les créoles, et ceux qui sont acclimatés; et, comme il en est quelques-unes moins fréquentes à la vérité, mais auxquelles cette dernière classe d'individus seule est sujette, je les réserverai pour le troisième, afin de compléter, en quelque sorte, cet essai, et le rendre de cette manière aussi utile qu'il puisse l'être. Il est d'autant plus nécessaire de tracer de celles-ci un tableau fidèle, que la plupart n'ont point été connues, ou ne le sont que très-peu; de manière que leur traitement n'étant fondé sur aucune théorie raisonnée, loin d'avoir été jusqu'à présent avantageux aux malades, n'a pu que leur être le plus souvent très-nuisible.

Cette conduite, qui semble, au premier coup-d'œil, m'éloigner de mon sujet, n'a pourtant pas cet inconvénient; elle m'en rapproche au contraire: car, quoiqu'une partie de ces dernières aient une marche différente de celles des premières espèces, elles n'en appartiennent pas moins au même caractère; et, dans ce cas, c'est éclairer un objet par un autre; leur traitement d'ailleurs étant, à peu de chose près, semblable à celui qu'on a consacré aux autres, servira à l'appuyer, et en sera, en quelque sorte, le complément.

Article II.

Je vais examiner, avant d'exposer les symptômes propres à ces diverses espèces, ceux qui décèlent les caractères que peuvent revêtir les maladies en général. En les présentant sous un même point de vue et dans un cadre étroit, il sera plus facile de connaître celui auquel elles appartiennent, et de se fixer sur le choix des remèdes à employer pour les combattre. Ce procédé m'a paru essentiel; car, quelque attention que j'eusse apportée dans l'énumération et l'ordre de ceux qu'elles offrent dans leur développement, en omettant, non pas d'indiquer, mais de donner une notion exacte du caractère dont elles participent plus particulièrement, il serait toujours resté de très-grandes difficultés pour ne pas les confondre avec celles d'un autre, et en préciser le traitement, et mon objet n'eût pas été rempli.

Les maladies se dessinent dans tous les climats par des symptômes dont la complication donne lieu, dans la pratique, à un grand nombre de cas embarrassans; mais leurs signes pathognomoniques étant bien connus, il n'est pourtant pas impossible, en les comparant entre eux, de ne pas se méprendre sur le caractère qui en fait le fond; et si l'on en rencontre quelqu'une, comme cela arrive quelquefois, qui tienne en même temps de la nature de deux, ou même de plusieurs caractères, de saisir l'indication que réclame le dominant, et d'y satisfaire avant que de songer à remplir celles que les secondaires exigent.

Je vais tâcher de rendre sensible, par des exemples, ma manière de m'énoncer; et je suppose pour un instant qu'on soit appelé pour un malade dont les yeux soient rouges, la peau très-chaude, avec un grand mal de tête, beaucoup d'altération, un pouls accéléré et plein, de l'oppresssion et les urines fort colorées; ces symptômes indicatifs de la saignée, et qui semblent la prescrire impérieusement, doivent-ils décider à tirer du sang, si ce malade se plaint en même temps d'une faiblesse générale et d'angoisses, et qu'on lui trouve un certain embarras au cerveau, le regard abattu, les vaisseaux de la pupille engorgés, et un pouls qui ne répond pas à son état présumé? La prudence veut du moins qu'on s'abstienne d'agir, si toutefois les derniers signes ne sont pas suffisamment prononcés, pour se porter à donner de suite les remèdes propres à vaincre l'atonie qu'ils annoncent, dans la crainte qu'il ne tombe dans un accablement dont il serait peut-être impossible de le tirer, si l'on tardait trop à les lui administrer.

Dans une autre supposition où la langue serait recouverte d'un limon épais, gris ou jaunâtre, avec des nausées et des vomissemens et beaucoup de mal à la tête, ne serait-ce pas exposer le malade au plus grand risque, en prescrivant un émétique, si dans la même circonstance on apercevait de l'affaissement et des anxiétés; que le pouls fût faible et les matières rendues par le vomissement visqueuses et surnageant une sérosité claire, blanche ou jaune; si surtout les déjections alvines qui leur succèdent étaient ténues, jaunâtres ou brunes, et le ventre météorisé?

Enfin, dans une autre occasion, si le pouls est petit, serré, avec des intermittences, la langue très-chargée, la peau moite; si cet état est accompagné de douleurs d'entrailles, de borborygmes, d'émission de vents, de nausées ou de vomissemens, et d'urines claires et abondantes, assemblage de symptômes qui décèlent un état vaporeux; n'est-il pas instant de chercher à calmer l'irritation où se trouvent les nerfs, au lieu de l'augmenter par un vomitif ou l'application des vésicatoires?

Ce sont de pareilles contre-indications, qui ne laissent pas que d'être très-fréquentes, qui me portent à faire connaître les principaux caractères des maladies et les symptômes qui les distinguent entre eux, afin de prévenir les malheurs qu'elles peuvent occasionner. Je le répète, sans ces notions préliminaires, comment établir la ligne de démarcation qui les sépare les uns d'avec les autres, et appliquer à chacun d'eux les cas qui sont de son ressort? La tâche est difficile: je ferai mes efforts pour la remplir.

Article III.

Des caractères principaux des maladies, et de leurs signes.

Ces caractères sont, selon ma manière d'envisager les choses, au nombre de quatre :

L'*inflammatoire* ou *phlogistique*.

Le *bilieux* ou *gastrique*.

Le *putride* ou *adynamique* (1).

Le *nerveux*, ou *ataxique*.

En les considérant chacun en particulier, je ne négligerai pas d'indiquer leurs complications, et quels en sont les résultats.

Caractère inflammatoire ou *phlogistique*.

Chaleur forte, uniforme et sans âcreté; regard vif, yeux rouges avec un léger engorgement de leurs vaisseaux; sentiment de pesanteur dans tout

(1) Je m'occupe d'une Dissertation sur les fièvres, dans laquelle j'examine ce que les anciens ont voulu donner à entendre par le mot *putride*, et où j'indique la véritable idée qu'on doit se former de celui d'*adynamique*, par lequel on a prétendu le remplacer. Il résulte de la discussion, que, si les premiers ont erré, les modernes sont bien loin d'avoir résolu la difficulté, sur laquelle ils n'ont fait que passer, sans l'éclaircir.

le corps, gêne dans ses mouvemens, espèce de gonflement général, sensible surtout aux doigts; engourdissement qu'a précédé une augmentation de force, embarras de la tête et du col, bourdonnement d'oreilles, langue d'un beau rouge sur les côtés, et couverte, à sa superficie, d'un limon ténu, blanc ou cendré; pouls plein et embarrassé; et pendant les paroxismes de la fièvre, qui ne tardent pas à avoir lieu tous les jours, avec une violence presque égale et sans frisson, accéléré, élevé, fort et dur; altération considérable augmentant et diminuant avec eux; insomnies, agitations, assoupissement peu notable, fatigant, et pendant lequel on rêve aux boissons rafraîchissantes; urines ardentes et rares, dont le cours devient plus libre à mesure que le relâchement arrive; resserrement et tension du ventre; augmentation de cette dernière suivie d'oppression, si le malade boit beaucoup, comme il est excité à le faire par la soif qui le presse; sueurs copieuses au déclin de l'accès, et durables en raison de la quantité des liqueurs qu'il a prises.

Il peut se continuer long-temps dans sa simplicité (vingt-un et même trente jours), à dater de l'invasion de la fièvre, et toujours assez pour qu'on ne puisse pas le confondre avec un autre.

Abandonné à la nature, s'il ne survient pas d'hémorrhagies, il produit des engorgemens mortels, ou dégénère en fièvre lente qui ne cède qu'après un temps fort long, mais qui cause le plus souvent des obstructions qui conduisent à l'hydropisie, si, conservant son type, elle ne prend pas celui de double-tierce violente, qui les résout, en excitant des crises abondantes par les selles.

Il reconnaît pour causes l'excès des alimens et des boissons, les spiritueuses surtout, l'oisiveté, un sommeil prolongé, l'exercice continué au soleil. Un tempérament bien constitué, robuste et sanguin, et les hémorrhagies habituelles supprimées y disposent.

Caractère bilieux ou *gastrique*.

Teinte jaune de la peau et des yeux, regard tranchant, altération, dégoût, bientôt fièvre précédée de frisson, et dont les redoublemens, qui reviennent tous les jours, sont alternativement plus forts et accompagnés d'un grand mal de tête frontal qui se relâche avec eux; langue sèche, couverte d'un limon jaunâtre; chaleur de la peau âcre au toucher, plus grande à la paume des mains; pouls accéléré, élevé, vif, sans beaucoup de dureté; tension des hypochondres urines ténues, d'une couleur saffranée, plus ou moins foncée ; ventre très-sec.

Il se termine par des crises alvines, du 7 au 14, à moins que le foie ne s'engorge, et qu'il n'en résulte, soit une inflammation ou une obstruction de ce viscère, qui rendent le danger très-pressant, ou d'une cure longue et difficile.

Les alimens échauffans, les boissons spiritueuses, les veilles immodérées, l'exercice long-temps continué au soleil, et un tempérament bilieux, en sont les causes principales.

Complication des deux précédens caractères.

Peau rouge avec une nuance de jaune, regard vif et tranchant, soif considérable, langue enduite d'un limon jaune et sale, amertume à la bouche, mal de tête violent, insomnies cruelles, léger délire, chaleur de la peau brûlante, pouls dur et fréquent, le ventre et les hypochondres élevés, les urines ardentes, briquetées et jaunâtres, le ventre sec. Les accès, qui sont forts, affectent la marche des double-tierces, sont préludés par le frison, et ont plus d'intensité les jours impairs.

Ces accidens prennent une augmentation rapide ; l'âcreté que la bile acquiert par la chaleur qui l'altère, les rend bientôt redoutables :

le mal de tête devient extrême ; aux insomnies se joint un délire obscur ; la couleur de la peau, à laquelle on trouve une certaine moiteur et quelque chose de mordicant, se fonce ; la soif est inextinguible, la langue et les lèvres brunissent et se gercent, le ventre se météorise, les urines sont plombées, les nausées fréquentes, et les anxiétés continuelles.

Le mal faisant toujours des progrès, le délire ne cesse plus que par intervalles ; il survient, par la bouche et le fondement, des évacuations si abondantes, qu'on les prendrait quelquefois pour le *cholera morbus ;* la matière en est souvent si âcre, qu'elle semble brûler ces parties. Elle devient si corrosive dans certains cas, que, si son évacuation n'a pas lieu, elle cause à l'estomac et aux intestins une phlogose manifestée par une chaleur brûlante au *cardia,* et d'affreuses douleurs au bas-ventre. Enfin l'agitation est à son comble, et le délire permanent ; la soif cesse, le ventre se ballonne, le pouls est vîte, concentré et faible ; le hoquet paraît, les selles sont noirâtres et fétides, la peau se couvre de pétéchies, le malade a des angoisses, et meurt.

Caractère putride ou *adynamique.*

Lassitude et diminution de l'appétit, accé-

ordinairement précédé par le frisson, mal de tête pesant et orbitaire, augmentant au moindre bruit; regard triste, léger engorgement des vaisseaux de la cornée, peau terne, sa chaleur peu notable et sans âcreté; pouls plus vîte, ayant une certaine rondeur, mais faible; langue d'un rouge pâle, couverte d'un limon ténu, blanchâtre et souvent furfuracé; soif modérée, pesanteur épigastrique, anxiétés, tension du ventre, urines rouges, claires, avec des nuages, tantôt à leur surface, et tantôt suspendus dans leur milieu, ou troubles et sans dépôt; nausées suivies, assez communément, et par intervalles, principalement quand le malade boit, de vomissemens aqueux, mêlés de glaires blanches; selles liquides, jaunâtres, sans odeur remarquable, et dont la fréquence augmente à l'approche des redoublemens, qui ont lieu une fois chaque jour, et qui sont alternativement plus forts, sans être astreints à l'imparité des jours; la peau devient moite et perd sa chaleur.

Ces symptômes prenant des forces nouvelles à mesure que la maladie avance vers son terme, l'accablement et les défaillances succèdent à la faiblesse; les sueurs commencent à paraître; la soif est inextinguible, ou le plus souvent, presque nulle, excepté pendant le frisson; l'enduit de la langue est brunâtre ; le pouls précipité se concentre, et l'on y remarque des intermittences avec des soubresauts des tendons. Il paraît deux redoublemens dans la journée : la respiration est lourde, le ventre météorisé ; le hoquet accompagne ordinairement cet état, et il se déclare des vomissemens de matières d'un jaune sale, et des selles crues, brunes et puantes. Elles se rapprochent toujours dans le froid qui précède les paroxismes, durant lesquels le malade est dans le délire. Il en est de même dans le relâchement qui les suit. Il n'est pas rare que les urines, qui sont alors en petite quantité, se suppriment par l'espèce d'abandon où se trouve la nature. Le pouls est petit et plus concentré, et la fièvre redouble plusieurs fois chaque jour ; la langue se noircit, ainsi que les gencives et les lèvres ; la peau est froide et gluante ; le hoquet ne cesse plus que de temps en temps, et les matières, qui coulent sans effort, sont noires et fétides ; les mains tremblantes cherchent à saisir des objets qui n'existent pas ; le délire est continuel ; des pétéchies paraissent sur diverses parties du corps ; enfin l'oppression et la faiblesse étant parvenues à leur comble, le malade s'éteint sans presque avoir d'agonie.

Quelquefois la connaissance ne se perd tout-à-fait qu'à l'approche du dernier redoublement; et dans ce cas, tout se porte à la tête, et il découle du nez et de la bouche, après le décès, une matière muqueuse dénaturée et mêlée de sang dissous. Cette évacuation, qu'a facilité la dégénérescence, est, aux yeux du peuple et des médecins peu instruits, un véritable pus qu'ils s'imaginent être le produit d'un dépôt qui existait antécédemment à la maladie. Dans cette dernière circonstance, les pétéchies ne paraissent qu'après la mort.

Elle est le produit de soucis longs, de chagrins violens, d'exercices forcés, d'excès vénériens, d'une nourriture insuffisante et mal-saine, de l'exposition au serein et des suppressions de la transpiration, surtout de celle qui est la suite de cette dernière cause et des pluies d'orages. Les personnes d'un tempérament mélancolique tirant sur le pituiteux, y sont le plus sujettes.

Il est susceptible de se compliquer avec les précédens, et il en résulte alors des symptômes mixtes qu'il n'est guères possible de préciser, et qui donnent lieu à des complications infinies. Un médecin expérimenté saura cependant les distinguer et les combattre, en combinant les remèdes que chacun de ces caractères demande séparément.

Caractère nerveux ou *ataxique.*

Mal-aise général, agitation, un certain trouble dans les différentes fonctions, abattement, regard et yeux mornes, pouls petit, serré, sans augmentation de vîtesse bien considérable; perte d'appétit, langue recouverte d'un enduit cendré ou brun clair, plus ou moins épais; borborygmes, émission de vents, urines limpides, souvent abondantes et quelquefois très-rares.

Cet état peut durer quelque temps, et tromper le malade qui ne garde pas même le lit. Deux ou trois accès de fièvre, qui n'est pas ordinairement forte, mais que précède un frisson bien marqué, et dont le type est celui des double-tierces, le font bientôt empirer; ceux qui les suivent, plus intenses et plus soutenus, sont accompagnés d'un mal de tête communément occipital, plus ou moins violent; le pouls est accéléré, concentré, faible et irrégulier, avec soubresauts des tendons; le malade se plaint de douleurs dans différentes parties du corps, et surtout au bas-ventre, qui s'est météorisé; les urines, susceptibles de toutes les couleurs, ont une odeur mauvaise, et les sueurs sont partielles, froides, gluantes, fétides et acritiques; il y a nausées, ensuite vomissement de matières brunes et des selles noires d'une extrême puanteur ; hoquet, agitations et anxiétés vives ; enfin, perte totale des fonctions intellectuelles ; engorgement des parotides et dépravation de toutes les humeurs ; le corps se couvre de pétéchies ; les vomissemens deviennent plus fréquens, quand ils ont lieu à cette époque, et les déjections alvines se font à l'insu des malades, qui ont eu tous les avant-coureurs de la mort.

L'épuisement, les passions vives, les longs chagrins surtout, les alimens gâtés, les habitations humides et mal-saines, et certaines évacuations supprimées, en sont les causes principales, et le développent avec d'autant plus de facilité, qu'elles rencontrent des sujets mélancoliques.

Il peut s'associer avec tous les autres, et en troubler la marche au point de les compliquer d'une manière effrayante, ensorte qu'on est le plus souvent embarrassé sur le choix des remèdes à employer, tant les contre-indications se multiplient et dérangent l'ordre que suit ordinairement la nature.

Ces symptômes, indicatifs des principaux caractères des maladies, se montrent rarement dans leur simplicité. C'est cependant dans cet état qu'il faut s'attacher à les étudier pour les connaître parfaitement. J'ai donc évité à dessein, dans l'énumération que je viens d'en faire, d'entrer dans de plus longs détails qui l'auraient surchargée, et rendu ainsi plus difficile à saisir la différence qui existe entre eux.

ARTICLE IV.

Quel que soit cependant le danger dont ces caractères menacent la vie, soit qu'on les considère isolément ou compliqués entre eux, ils seraient insuffisans pour donner lieu à la série des symptômes fâcheux et rapides qu'on observe en ce moment dans les maladies des pays chauds, si la contagion ne concourait pas à les rendre tels. En effet, son action les dénature lorsqu'elle prédomine, et occasionne une dégénérescence si prompte, que tout change de face en un instant, et que la mort arrive bientôt, si, méconnaissant ses effets, on ne se hâte d'en prévenir les suites redoutables. Eh! souvent encore combien ne se joue-t-elle pas de cette activité!

C'est donc afin qu'on puisse éviter les maux qui en sont inséparables que je vais tâcher d'expliquer d'abord ce que l'on entend par le mot *contagion*, et ensuite quelle est son origine, et quels sont les signes qui la manifestent, me réservant d'indiquer, lorsqu'il sera question du traitement, les moyens qui ont été mis en usage pour lui résister et la combattre avec autant de succès qu'on en peut attendre lorsque le péril est aussi éminent.

Par contagion, on doit se former l'idée d'un principe qui, en agissant sur nous d'une manière particulière, et le plus souvent imperceptible, produit des lésions graves et très-fréquemment mortelles. Son essence, que tous les efforts humains ne découvriront jamais, nous est absolument inconnue. Il en est de ce principe comme de celui qui entretient le mouvement et la vie. L'observation seule prouve qu'il existe, et qu'il pénètre les parties les plus intimes de nos corps; et c'est à cette connaissance, qui d'ailleurs suffit au médecin, que nous sommes bornés.

Mille voies lui sont ouvertes pour s'y insinuer. Appliqué à leur surface, il y est absorbé par une infinité d'ouvertures; mêlé à l'air que nous respirons, les poumons souffrent de sa présence, et en permettent néanmoins l'entrée dans le sang, au moyen des sucs lubréfians qui y sont repompés. Les alimens, les boissons et la salive sont encore des instrumens dont il se sert pour s'introduire dans l'estomac; et par son admission par le nez, son action est presque immédiate sur le cerveau. Les yeux mêmes et les oreilles ne sont pas à l'abri de ses atteintes. De-là les suppressions de transpiration, les difficultés de respirer, et l'oppression; les vomissemens, les diarrhées, l'ictère, les ophthalmies, la surdité, en raison de l'organe qu'il affecte.

Ces désordres, qui sont les plus communs, sont subits, si son attaque est forte et brusque; au contraire, si son impression est faible et comme insensible, ou qu'on y soit depuis long-temps exposé, toutefois lorsque l'idiosyncrasie du sujet s'y prête difficilement, il affaiblit peu-à-peu le principe vital (car il est hors de doute, par les effets qu'on lui connaît, que ce ne soit aux nerfs qu'il porte primitivement atteinte). Il détruit alors graduellement les forces, et détermine, par la langueur dans laquelle il les plonge, la dégénérescence des fluides. Alors l'instant où la contagion se dévoile est, pour ainsi dire, celui de la mort (1).

(1) Parmi plusieurs exemples que j'ai vus de ce dernier cas, j'en choisirai deux. Le premier concerne un chapelier. Il se promenait encore à onze heures du matin dans les rues de la Pointe-à-Pître, où il faisait sa résidence depuis plusieurs années, et mourut dans l'après-midi du même jour. Il avait le regard morne, le teint livide et le visage un peu bouffi. Son pouls était petit, concentré

Ses causes sont toutes extérieures, et l'air lui sert de véhicule. Les volcans, les terres couvertes depuis long-temps et qu'on fouille, les marais, les corps en putréfaction, etc., en laissent échapper les élémens, et l'entassement des hommes et des animaux dans des lieux renfermés la produisent.

Elle peut se transporter au loin par le moyen des ballots de marchandises, par les vaisseaux qui en sont imprégnés, par les personnes qui

---

et à peine sensible, et sa peau sans chaleur. Il se plaignait d'un léger mal de tête accompagné de pesanteur dans cette partie, de dégoût et d'une grande faiblesse. Il me fallut lui rappeler qu'il éprouvait depuis un certain temps de semblables incommodités, tant il avait fait peu d'attention à son état : il se ressouvenait seulement d'avoir ressenti des frissonnemens profonds qui avaient lieu depuis dix-huit à vingt jours.

Un capitaine de navire, qui mourut le lendemain du jour que je commençai à le voir, me fournit le second exemple. Je l'avais rencontré vaquant encore à ses affaires, auxquelles je lui fis conseiller de mettre ordre de suite. Il était dans la même position où j'avais trouvé le malade précédent. Ces deux hommes étaient l'un et l'autre corpuleus et dans toute la vigueur de l'âge; et il est à observer que de tels individus sont à-peu-près les seuls qui soient sujets à cette espèce de contagion, qu'on peut appeler *lente*. On en sent la raison, d'ailleurs facile à déduire de ce qui a été dit ci-dessus.

en sont infectées, et par les vêtemens dont elles ont fait usage. On peut la gagner en respirant le même air que les malades qui en sont atteints, en les touchant, ainsi que les linges qui leur ont servi, et plus facilement encore en se trouvant exposé aux vapeurs qui s'exhalent de leurs corps lorsqu'ils suent, ou de celles qui se dégagent de leurs excrémens.

La gourmandise, la faiblesse de la constitution et la pusillanimité en sont les trois causes prédisposantes principales.

ARTICLE V.

Ce que je viens de dire sur les effets et les progrès de la contagion étant fondé sur l'observation, je crois inutile de l'appuyer d'aucune preuve : je me contenterai seulement de faire la remarque que, les causes en étant aussi multipliées qu'elles le sont, et pouvant ainsi se propager aisément, il ne doit pas paraître surprenant qu'elle complique un grand nombre de maladies dans les contrées où elles sont très-communes, et où les relations commerciales avec un pays dans lequel se renouvelle tous les ans une fièvre reconnue contagieuse, sont journalières. C'est précisément le cas où se trouvent les colonies.

Situées sous un ciel brûlant, elles ont beaucoup de marais sur les bords de la mer et à l'embouchure des rivières, et ces positions sont celles que la commodité a fait choisir pour y bâtir les villes et les bourgs : aussi l'a-t on observée de tout temps dans ces lieux. Ses effets ont été incalculables pendant la révolution, parce que les causes dont j'ai déjà fait mention dans l'introduction à cet essai se sont jointes à celles attachées au climat (1).

D'après ces données, dont les unes me paraissent exposées clairement, et les autres prou-

(1) C'est ainsi que des vapeurs qui s'élevaient dans l'intérieur de plusieurs maisons bâties à la Pointe-à-Pitre sur des terrains fangeux, ont été pendant longtemps meurtrières à ceux qui les habitaient, et qu'elles n'ont cessé d'occasionner des fièvres d'un caractère pernicieux, qu'on ne voyait que rarement ailleurs, et qui emportaient la plupart des malades, que lorsqu'elles ont été entièrement épuisées. Ces fièvres ont encore enlevé dans la même ville un grand nombre d'individus qui occupaient une rangée de maisons, qu'on avait placées au pied d'un morne assez élevé, et qu'on avait escarpé à cet effet. On n'avait laissé entre lui et ces maisons qu'un petit espace coupé par autant de murs qu'on comptait de ces dernières. L'air, intercepté et stagnant dans les cours qu'ils formaient, se viciait promptement. La mortalité a cessé dès que ce morne a été abattu.

vées autant qu'elles peuvent l'être, j'aurais passé de suite, en suivant la marche que je me suis proposée, aux descriptions annoncées de chaque espèce de la fièvre qui m'occupe, si je n'avais pas cru utile d'en indiquer auparavant les signes principaux et caractéristiques, ainsi que les remèdes qu'elle requiert plus particulièrement. Les premiers feront voir sous quel aspect on doit, en général, considérer les espèces, et quel en est le caractère ; les autres offriront un plan de traitement raisonné qui, à quelques modifications près, leur est indifféremment applicable, à l'exception pourtant de quelques-unes extraordinaires et en petit nombre, dont j'ai cru devoir nécessairement parler, puisqu'elles ont la même origine, et à l'article desquelles je ferai voir en quoi diffère celui qui leur convient. J'ai suivi ce procédé pour ne pas me jeter dans un labyrinthe de difficultés dont j'aurais eu beaucoup de peine à me tirer ; car le sujet que je traite n'ayant plus d'unité en apparence, aurait exigé, dans plusieurs circonstances, des explications, sans lesquelles les applications auraient manqué de justesse.

Article VI.

Il en est de la fièvre dont nous allons parler

comme des tierces et double-tierces pernicieuses. Simple dans son principe autant que ses effets sont variés, j'emploierai tous mes soins à en réduire les espèces, en m'attachant néanmoins avec rigueur au nombre suffisant pour la bien faire connaître et distinguer son véritable caractère. Par ce moyen, j'éviterai de tomber dans des redites qui, n'eussent-elles que l'inconvénient de surcharger la mémoire, ne doivent point trouver ici de place.

Mais il existe des raisons plus fortes qui me font une loi d'en agir de la sorte. L'expérience prouve que la multitude des espèces qu'on a faites des dernières, dont la liste est bien loin d'être complète, puisque le principe qui les produit peut imprimer son action à toutes les parties du corps, et conséquemment l'étendre encore beaucoup, n'a servi, jusqu'à présent, qu'à retarder, en ce qui les concerne, les progrès de la médecine, et à rendre, dans plus d'un cas, leur traitement incertain.

En effet, on ne manque malheureusement pas d'observations qui mettent cette assertion hors de doute. Il suffit d'ouvrir les ouvrages faits *ex professo* sur cette matière : ils abondent en exemples, où l'on voit le praticien tenir pendant plusieurs jours une conduite indécise; ce qui ne lui arrive que bien rarement, lorsque ces fièvres paraissent dans toute leur simplicité. Une exposition des signes caractéristiques de ce mode, dont il aurait pu saisir facilement l'ensemble, les lui aurait rendues évidentes; il n'aurait pas eu besoin de voir se dérouler une longue suite d'accès pour se déterminer à prescrire des remèdes qu'il a souvent négligé de donner lorsqu'ils auraient encore pu être utiles, ou qu'il a administrés si tard, que ce n'est qu'avec des peines infinies qu'il parvient à arracher ses malades à la mort, pour leur faire ensuite essuyer l'ennui d'une convalescence que rend incertaine la plus légère indiscrétion dans le régime.

C'est donc afin de prévenir des erreurs de ce genre que je me suis décidé à faire précéder : 1.º un aperçu général des symptômes de la fièvre dont nous nous occupons, auquel se rapporteront toutes ses espèces, et qui les signaleront souvent au moment même de leur invasion; connaissance précieuse, puisqu'elle est le plus ordinairement devenue mortelle à la fin du troisième accès; 2.º le traitement qu'elle exige dans tous les cas, et qui, opposé à celui auquel la pratique ordinaire a recours, pourrait être taxé d'imprudence, s'il ne réussissait pas constamment. Ce succès est principalement dû à la promptitude qu'on met dans l'emploi des remèdes, à leur dose et au peu d'intervalle qu'on laisse entre chacune d'elles; tandis que, si l'on tarde à les administrer, ou qu'on le fasse d'une manière timide, si le malade ne succombe pas, ce n'est jamais qu'après un temps fort long qu'il parvient à recouvrer ses forces.

Cette vérité se montrera dans tout son jour lorsqu'il s'agira des traitemens particuliers. L'on y verra, peut-être avec surprise, la sévérité que j'ai exercée envers quelques-uns de mes malades : le desir de leur conservation me faisait braver leurs plaintes et lutter contre les préjugés; l'amour de l'humanité l'emportait sur toutes les considérations, et les titres dédaigneux de téméraire et de novateur, qu'on m'a plus d'une fois prodigués dans des vues malhonnêtes, n'ont pas été capables de me faire transiger avec mon devoir.

CHAPITRE II.

ARTICLE PREMIER.

La fièvre qui a régné, et qui règne encore épidémiquement aujourd'hui aux Indes occidentales, est continue rémittente chez tous les individus : son caractère essentiel est l'*adynamique* compliquée de la *contagion*, et rarement par l'*ataxie*, mais toujours vers sa fin où l'on aperçoit du trouble dans les fonctions dont le dérangement la caractérise. C'est à tort qu'on la nomme, tantôt *bilieuse putride*, et tantôt *putride maligne*. Ces dénominations, qui ont été bien fatales à l'humanité (1), ne pourraient tout au plus lui être appliquées que, lorsque abandonnée à elle-même. ou mal dirigée, elle s'entoure de symptômes qui sembleraient les justifier; mais elle ne doit cette apparence qu'aux efforts infructueux de la nature, ou au mauvais traitement qui la font dégénérer. Prise à temps et combattue comme il convient de le faire, elle n'offre aucun signe de *coction*, et l'on en chercherait vainement un exemple parmi tous les malades que j'ai soignés dans le principe de cette fièvre ; aussi est-il extrêmement rare qu'il faille évacuer à la fin de cette maladie, où une nourriture saine, qu'on augmente peu-à-peu, et surtout le bon vin, procurent bientôt un rétablissement parfait.

(1) Elles lui sont d'autant plus fatales, que l'on voit tous les jours des médecins traiter les maladies sans nul autre égard que celui des noms qu'on leur a donnés, et cette fièvre n'est pas la seule qui en fournit des exemples.

Elle est, comme je l'ai dit ci-devant, rémittente pendant toute sa durée. Si elle prélude quelquefois à la manière des tierces, ou, ce qui arrive plus communément, à celle des double-tierces, cette marche est spécieuse, puisque, lorsque les accès paraissent terminés, il reste toujours, quelque légers qu'ils aient été, un certain *je ne sais quoi* dans la physionomie et dans le pouls qui n'est pas naturel, et qui suffit pour éclairer un bon observateur, même alors qu'elle n'est pas épidémique. Dans ce cas, au surplus, la méprise ne peut pas être d'une conséquence bien funeste, si l'on met tout en œuvre pour la détruire dès l'instant que, sans cesser d'avoir chaque jour un redoublement unique, observable et alternativement plus fort, elle devient évidemment continue.

Il est aussi des espèces où la rémission n'est jamais bien distinctement prononcée, soit que ce phénomène dépende de la violence du spasme ou de la prostration subite des forces, et qui demandent, pour l'apercevoir, un tact délicat et toute l'attention qu'exige la nécessité de reconnaître leur type.

Les redoublemens se multiplient lorsque la maladie a fait des progrès. Il y en a communément deux par vingt-quatre heures, après le cinquième, ou, plus tard, le septième jour, et même quelquefois trois et quatre dans la suite. Ils vont en s'affaiblissant, et prouvent ainsi l'impuissance du principe vital soulevé contre un ennemi qu'il combat infructueusement. Les premiers sont à-peu-près les seuls qui soient précédés de frisson bien marqué, qui n'a pourtant pas lieu dans toutes, puisqu'il manque ordinairement dans les espèces qui se montrent sous une apparence phlogistique. Des frissonnemens annoncent ceux des derniers jours, qui seraient sans cela presque imperceptibles, vu l'extrême faiblesse à laquelle la machine est réduite.

La langue est toujours recouverte d'un enduit blanchâtre fréquemment furfuracé, et communément si léger, qu'il en laisse entrevoir la surface. Il en faut pourtant excepter les individus dont les premières voies se trouvent farcies de matières dépravées lors de l'attaque, chez lesquels individus cet enduit est plus ou moins épais, terne ou jaunâtre. Cet organe d'un rouge écarlate dans le principe chez la plupart des sujets, est humide, et les crachats faciles durant tout le cours de la maladie, quelle que soit la chaleur des remedes que l'on a administrés. La soif, qui se fait ordinairement à peine remarquer, est néanmoins quelquefois considérable ; le regard est morne et abattu ; les yeux sont toujours rouges, avec une nuance cuivrée, et leurs vaisseaux engorgés, si le malade est d'une forte constitution, replet et sanguin, et leur couleur ne change, pour ainsi dire pas, chez les autres. Il en est ainsi de celle de la peau, dont la chaleur n'est jamais forte, même chez les premiers; et si l'on y observe quelque chose d'âcre au toucher, ce n'est que dans des cas très-rares et compliqués. Le pouls accéléré, élevé et plein dans les tempéramens vigoureux, décèle néanmoins un peu de mollesse; et si, par hasard, on lui trouve une certaine dureté (ce qui n'a presque toujours lieu que dans les premiers jours de l'invasion, vu qu'elle ne se soutient pas long-temps), les autres symptômes empêchent qu'on ne le confonde avec celui qui caractérise l'inflammation. Il est plutôt plat qu'élevé chez les autres qui constituent le plus grand nombre, et qui n'ont pas non plus, comme les précédens, les vaisseaux de la cornée injectés. Le mal de tête est communément frontal et s'étend dans le fond des orbites. Les nuits qui précèdent les grands accès sont ordinairement troublées par des rêves pénibles, souvent interrompus par le réveil, et pendant lesquels une idée fâcheuse, et toujours la même, tourmente les malades. Il y a toujours un sentiment de pesanteur à l'épigastre, et une sorte de faiblesse générale dont l'estomac et les intestins donnent des preuves frappantes. Les matières des vomissemens qui succèdent aux nausées sont glaireuses et blanchâtres, surnageant une sérosité claire que rendent ensuite jaune et moins liquide les contractions réitérées des muscles abdominaux, qui forcent alors la vésicule du foie à se dégorger. Les selles sont fluides et jaunâtres, lorsque les excrémens, travaillés avant la maladie, ont été éliminés. Les urines sont limpides et colorées, avec un enéorême à leur superficie, ou suspendu dans leur milieu, ou bien épaisses, briquetées et sans sédiment; et si le ventre ne paraît pas d'abord légèrement météorisé, il ne tarde pas à le devenir. Quelques malades ressentent des douleurs vagues ou fixes, à l'estomac, au bas-ventre, aux reins, à la poitrine et aux extrémités. Plusieurs de ces parties s'en trouvent souvent attaquées en même temps, et quelques-unes d'entre elles avec une violence extrême; elles diminuent avec les redoublemens. Quand le paroxisme tombe, il est rare qu'on n'observe pas une certaine moiteur, si grande dans certains cas chez les sujets faibles, qu'elle équivaut aux plus fortes sueurs.

Comme mon intention se borne ici à signaler cette fièvre dans ses commencemens, ou du moins lorsqu'elle n'a pas encore fait d'assez grands progrès pour ne plus admettre de guérison, et que d'ailleurs les détails où j'entrerai, quand il sera question de ses variétés, ne laisseront rien à désirer pour en acquérir une connaissance parfaite ; je crois superflu de m'étendre davantage sur cet exposé général de ses symptômes caractéristiques, et je passe au second point des généralités.

ARTICLE II.

Des remèdes qu'elle requiert principalement.

Malgré la dissemblance et le nombre des symptômes qu'on observe dans les diverses espèces de cette fièvre, lesquels paraîtraient au premier aspect devoir les faire placer dans des classes distinctes et souvent opposées, on verra, en les examinant avec une mûre attention, qu'elles n'appartiennent qu'à un seul genre, et que leur variété ne vient absolument que de la différence dans la constitution des individus, et de la manière dont les causes qui ont agi sur eux les ont affectés. Si donc je m'écarte pour quelques-unes du traitement général que je vais en tracer, en conseillant des remèdes qu'il paraît proscrire, c'est parce qu'il s'en rencontre quelques-unes qui sont accompagnées d'accidens, ou qui ne lui cèdent pas, ou qui pourraient compliquer la maladie et rendre la convalescence difficile. Ainsi je jette quelques gros d'un sel purgatif dans le premier verre de l'infusion de quinquina qu'on fait prendre, dès la première visite, aux personnes voraces et chez qui j'apperçois des signes de turgescence. Je donne les acides unis à un sel neutre, pour corriger les matières dépravées des premières voies, et calmer le vomissement. Je saigne enfin quand une douleur fixe affecte une ou plusieurs parties intérieures, sans une diminution bien marquée dans le relâchement du paroxisme parvenu à son dégré le plus bas; tandis que je me sers d'un liniment contre celles qui ont leur siége, soit au tronc ou aux extrémités, lorsque leur marche décèle un caractère rhumatismal.

Comme ma manière de traiter cette fièvre a paru, ainsi que je l'ai déjà donné à penser, singulière au public, et même téméraire à beaucoup de médecins, et qu'elle pourrait encore être jugée telle par quelques personnes, j'ai pensé qu'il était convenable de faire part, avant de l'exposer, des réflexions qui m'ont porté à abandonner la méthode ordinaire, toujours dangereuse, et le plus souvent mortelle, lorsque les cas où on l'emploie sont un peu graves, pour m'en former une qui lui est diamétralement opposée. Paraissant, au premier coup-d'œil et d'après les idées reçues, contrarier la nature, *contraria contrariis curantur*. Je ne suis pas fort étonné qu'elle ait trouvé, sous cet aspect, tant de contradicteurs ; mais ce que je trouve plus surprenant, c'est que les succès constans dont elle est suivie ne les aient pas forcés à renoncer à leurs préjugés et à l'adopter. Conforme, en effet, à la saine pratique, elle n'a besoin que de quelques raisonnemens pour l'appuyer et lui donner la sanction qu'une longue expérience imprime aux traitemens anciens. Entrons en matière ; et, pour lui gagner la confiance que lui mérite son utilité, remontons aux principes.

ARTICLE III.

La fièvre est une, quelle que soit l'affection qu'elle accompagne : ses différences dépendent, abstraction faite des accidens étrangers, du tempérament, de la partie affectée et de la cause dont elle dépend. La nature la suscite, comme un réactif contre le mal qu'elle éprouve ; mais elle est souvent un instrument aveugle qu'il faut diriger, tantôt en augmentant et tantôt en diminuant ses forces. Son action, convenablement maintenue, est indispensable dans la plupart des maladies pour opérer ce qu'on appelle *la crise*, dont la cure est la conséquence. Quand, au contraire, elle n'est qu'un moyen destructeur qui, au lieu de leur être favorable conduit, en les faisant empirer, à une mort certaine, elle commande sa prompte destruction. Tel est le cas où elle se trouve dans la circonstance qui nous occupe. Prouvons ce que nous venons d'avancer.

S'il est évident qu'il n'y a point d'affection un peu grave, qui n'occasionne la fièvre, on ne peut nier aussi, toutes choses égales d'ailleurs, qu'elle n'aura pas le même caractère chez les divers tempéramens, et que ses effets se produiront sous une toute autre forme chez un individu sanguin, que chez un phlegmatique; chez un bilieux, que chez un mélancolique, l'action devant changer en raison de l'objet sur lequel la cause agit. Elle ne sera pas aussi certainement la même, eu égard au volume, à la lésion et à la sensibilité de la partie souffrante, et sera par conséquent plus forte, si le poumon ou le foie est attaqué, que si ce n'est qu'une simple glande. Elle se montrera avec plus de violence, pour rendre la comparaison plus frappante, si elle est le produit d'une large blessure, que si une simple incision y donnait lieu. Enfin sa différence sera extrême dans une plaie du cœur, organe si intéressant par ses fonctions, outre la grande irritabilité dont il jouit; et une semblable de la rate, formée d'un tissu lâche et à peine irritable.

Averti par le péril qu'il court, le principe vital organise ses forces d'une manière analogue à la diversité des cas. Si le danger qui le menace est léger, ses efforts sont modérés, et son travail suffisant pour opérer la résolution et expulser, s'il est besoin, par la voie la plus convenable, l'hétérogène qui en est le produit, ou pour former un pus propice à la cicatrisation. S'il est pressant et la douleur très-vive, il appelle sur la partie une quantité d'humeurs trop considérable, qui l'engorgent ou occasionnent un spasme violent. Comprimé par la masse, ou gêné dans la liberté de ses mouvemens, les tentatives qu'il fait alors ne peuvent que lui être funestes, puisqu'elles ne servent qu'à rendre l'obstacle plus difficile à surmonter. Il faut donc que l'art vienne à son secours, en le dégageant d'une partie du fardeau qui l'accable, ou en détruisant l'orgasme qui le tient enchaîné.

Mais, dans un sujet affaibli, soit que sa constitution soit naturellement débile, ou qu'elle soit devenue telle par les causes nombreuses qui auront pu agir sur lui, s'il survient un embarras qui nécessite une action plus puissante que celle qu'il peut employer, il succombe dans une entreprise qui surpasse ses forces, à moins qu'on ne lui fournisse des secours qui l'aident à vaincre le mal qui l'opprime.

Telle est la marche à suivre dans les maladies qu'on voit le plus communément, et tout médecin doit être pénétré de cette théorie. La rencontre fréquente des symptômes qui les rendent complexes peut bien à la vérité embarrasser un praticien instruit; mais elle ne l'arrête que bien rarement. Il n'en est pas de même, comme je l'ai déjà dit, quand une cause étrangère devient un surcroît de complication; la difficulté est alors preque insurmontable, et exige un discernement peu commun. La connaissance et le traitement de la fièvre dont nous nous entretenons, abonde en exemples de cette espèce.

Simple ainsi que toutes les autres, mais attaquant les hommes de tous les tempéramens, de tous les âges et dans toutes les circonstances, elle doit se montrer, comme elle se montre en effet, sous des formes absolument différentes, et, de cette manière, présenter des indications qui, souvent opposées en apparence, sans cependant qu'elle cesse d'être la même, mettent la sagacité du praticien à la plus rude épreuve. Ce qu'il y a de plus pénible encore pour lui, c'est qu'il ne doit s'attacher qu'à quelques symptômes essentiels, et en négliger d'autres qu'il doit considérer comme purement accessoires.

ARTICLE IV.

Quelle est donc cette cause qui contrarie ainsi des opérations dont le cours, en quelque façon déterminé par la nature elle-même, est tellement assujetti à ses lois, qu'il est possible d'en fixer la durée et d'en prévoir l'issue dans les cas ordinaires ?

J'ai avancé qu'outre les complications infinies dont les maladies sont naturellement susceptibles, il pouvait s'y enjoindre une plus terrible que toutes les autres, laquelle doit sa naissance à un principe souvent inconnu, capable par ses qualités délétères de déranger leur marche, et même de l'intervertir. C'est ce principe que j'ai tâché de faire connaître, et que les médecins se sont accordés à désigner sous le nom de *contagion*, qui occasionne un tel dérangement.

Agissant d'abord sur les nerfs, il suscite, dans la plupart des cas, la sensibilité par un mode d'agir particulier qui lui est propre ; et occasionne une fièvre dont l'apparition plus ou moins prompte et l'intensité, ne sont pas à beaucoup près toujours en raison de sa quantité introduite, de sa virulene, ainsi que des forces et du tempérament, puisque l'observation journalière prouve qu'une multitude d'individus qui en sont atteints à-la-fois, parce qu'ils se trouvent soumis en même temps à ses influences, ne le sont pas tous également, et que les plus robustes sont communément ceux qui en souffrent le plus; au point même que la vitalité chez plusieurs d'entre eux en paraît sur le champ comme anéantie. Mais quelle que soit la manière dont le système artériel est excité, et quelle que soit sa véhémence et la vivacité du pouls, cet état ne peut pas en imposer long-temps sur le caractère et l'origine de la cause qui a produit ces mouvemens désordonnés; car, loin, comme je l'ai dit, d'augmenter d'énergie pendant le cours d'un certain nombre de paroxismes, comme cela a lieu dans les maladies ordinaires, et de parvenir au degré d'élévation auquel il semblait naturellement devoir atteindre, le ton fibrile tombe souvent dès le premier accès pour ne plus se relever, et ne se soutient jamais que pendant peu de jours, pour ne présenter dans la suite que des signes de la faiblesse extrême et toujours croissante qui s'est emparé de lui. Les fluides, également soumis à son action, sont en même temps privés de leur élasticité et de la vie; le lien qui en unit les parties entre elles, se détruit, et leurs molécules, ainsi abandonnées à elles-mêmes, tendent à une dissolution prochaine. Le mal est d'autant plus grand, que les efforts des solides sont plus considérables, parce qu'ils ne portent que sur des fluides inertes, et par conséquent faciles à diviser.

Dans les autres cas, lorsqu'il semble stupéfier la sensibilité, les suites, quoique ordinairement plus tardives, sont pourtant les mêmes : l'espèce d'anéantissement dans lequel il jette les solides, et son influence sur les liquides dont il brise le ressort, rendent leur action réciproque presque nulle. La chaleur, qui se perd alors par degrés, par la diminution progressive des mouvemens qui la produisent, finit enfin par s'éteindre, d'où suit nécessairement la coagulation des fluides et la disgrégation de leurs parties constituantes.

Or, comme la crise se fait par la réaction soutenue des solides sur les fluides, et *vice versâ*, lesquels coopèrent ensemble à l'élaboration de la cause maladive pour l'expulser ensuite, le ton fibrile étant détruit d'un côté, et la disgrégation humorale ayant lieu de l'autre, il doit s'ensuivre cette foule de symptômes inaccoutumés qu'on remarque dans notre fièvre. Le travail qui s'opère dans une pareille circonstance, contraire à la coction, bien loin de la favoriser, conduit donc la machine à une destruction d'autant plus prochaine, qu'il est plus vif et plus soutenu. Mes raisonnemens sont d'accord avec l'observation, puisque l'on voit tous les jours la dissolution s'emparer bien plus promptement des hommes forts que des faibles, qui ne sont redevables de ce triste avantage qu'à la lenteur des mouvemens qui la développent.

Ainsi cet anéantissement de l'action des solides et la dissolution entière des fluides, sont le résultat de l'influence d'un levain contagieux. L'abattement qu'on observe d'abord, les nausées, les vomissemens glaireux, les dévoiemens crus et liquides, un pouls auquel on trouve toujours une certaine mollesse, malgré sa dureté spécieuse dans certaines circonstances, et qui se déprime en peu de temps; le froid de la peau, qui devient glacial; les urines qui sont d'un rouge terne, et limpides, ou briquetées et sans dépôt, accidens qui tous dénotent l'espèce d'abandon où est le principe vital, constatent le premier; tandis que les hémorrhagies de toutes espèces, le sang dissous qu'on tire des veines, les vomissemens et les déjections qui deviennent sanglans dans la suite chez les individus d'une riche constitution, et colliquatifs chez ceux qui l'ont débile; et, dans tous, le météorisme du bas-ventre, les sueurs grasses plus ou moins abondantes, et les pétéchies, rendent la seconde évidente.

Ce grand nombre de symptômes fâcheux, et ce que j'ai dit plus haut, ne prouvent que trop l'impuissance de la nature contre une complication de maux aussi redoutables. Aussi l'apparence d'excès qu'elle manifeste quelquefois dans ses forces n'est pas, comme il arrive souvent qu'on le pense, une indication de l'affaiblir; elle en est plutôt, au contraire, une de la soutenir par les moyens les plus propres à la fortifier. D'un autre côté, puisqu'elle travaille à sa destruction en suscitant la fièvre, ne doit-on pas chercher à la couper le plus promptement qu'il est possible, et à lui enlever ainsi un instrument dont elle fait un si dangereux usage?

ARTICLE V.

Dès-lors que les mouvemens excités par la fièvre, soit qu'ils soient exaltés ou accompagnés de langueur, sont sans objet quant à la crise, qu'on attendrait inutilement ici, puisqu'elle ne peut y avoir lieu, et que d'ailleurs, comme je l'ai prouvé, leur continuation détruit les forces et amène la dissolution, il n'y a pas un moment à perdre, et la nécessité exige que l'on donne sans délai les remèdes reconnus les plus efficaces pour les dompter. Le quinquina étant celui sur lequel on doit le plus compter pour opérer cet effet salutaire, c'est donc le premier auquel il est instant de recourir, afin de l'administrer de suite, et à la dose la plus haute qu'il puisse être supporté.

Les fièvres d'accès, quel que soit leur type, à moins qu'elles ne soient inflammatoires ou humorales, résistent rarement à un semblable procédé. Il en est autrement de celle-ci, où son insuffisance n'est que trop démontrée dans la plus part des cas; mais particulièrement lorsqu'on lui a laissé le temps de s'aggraver; alors, employé seul, il ne peut parvenir à rendre au corps ses forces naturelles presque anéanties. L'extrême faiblesse dans laquelle elles se trouvent demande qu'on lui adjoigne des secours d'une autre espèce, qu'il faut choisir parmi les cordiaux les plus actifs.

Cette réunion ne satisfait pourtant pas encore à toutes les indications : il en est une contre laquelle elle serait insuffisante; la dégénérescence des fluides, qui mérite l'attention la plus particulière, puisqu'en la négligeant, on remplirait en vain les autres. La disgrégation de leurs molécules serait bientôt complète (on l'a vu arriver dans l'espace de quelques heures), si on ne se hâtait pas d'en arrêter les progrès. Parvenue à un certain degré, rien ne peut plus lui résister dans sa marche destructive, et l'art n'a plus à lui opposer que des efforts inutiles. Les remèdes camphrés, seuls capables de servir de barrière à ses ravages, sont ceux qu'on ordonne afin de se prémunir contre elle; et le camphre est parmi eux celui que je préfère, parce que l'expérience m'a convaincu de ses vertus héroïques dans ces circonstances, et qu'elles surpassent celles de tous les autres médicamens. J'ai aussi plusieurs fois observé que, sans son aide, leur usage est le plus souvent impraticable, parce qu'ils ne passent pas, ou que, s'ils peuvent le faire, on n'en retire aucun avantage, puisque le mal n'en continue pas moins à empirer. Il n'en est pas ainsi lorsqu'on l'administre conjointement avec eux. Le spasme qui enchaîne l'énergie vitale cède peu-à-peu, et les forces sortent de l'espèce de néant dans lequel elles paraissent plongées. Si l'on veut s'assurer de l'heureux effet du camphre, que l'on consulte les malades : ils diront qu'immédiatement après en avoir pris ils ressentent une douce chaleur et un calme bienfaisant qui se répandent bientôt par tout le corps, qu'ils semblent ranimer.

Si l'on considère la structure de l'estomac et la quantité des nerfs dont il est pourvu, et qu'on ait en même temps égard à leurs nombreux rapports, on ne sera point surpris de l'effet de ce remède, dont il reçoit, par sa proximité, la première influence. Je lui paie ici avec justice le tribut d'éloges qu'il mérite, en avouant lui être redevable de la satisfaction d'avoir rappelé à la vie un grand nombre de personnes qu'un hoquet presque continuel, un teint plombé, un pouls déprimé, des défaillances et des sueurs froides, présentaient comme des victimes dévouées à une mort certaine.

Tels sont les remèdes auxquels je me suis borné dans le traitement général. On pense bien cependant, et l'on a déjà dû le présumer, qu'il est des cas qui en nécessitent d'une nature différente, et auxquels on a recours au besoin; mais, trois ou quatre exceptés, ils tendent tous au même but.

J'aurai par la suite plus d'une occasion de rappeler les cas où ces derniers conviennent, et d'indiquer celui que chacun d'eux exige.

Article VI.

Il me reste, pour achever ce que j'ai à dire des généralités, à m'entretenir de la manière de préparer les médicamens dont il a été fait mention dans l'article précédent, ainsi que de celle de les administrer. Peut-être aurait-il paru plus convenable, en parlant à des médecins, de ne pas insister sur de pareils objets; aussi ne m'en serais-je pas occupé, si je n'y avais pas attaché une importance d'autant plus réelle, que c'est le plus souvent de la ponctualité qu'on observe à cet égard que dépend le succès. J'engage donc à ne pas regarder comme inutile la précaution que je prends de les faire connaître l'une et l'autre, et je desire bien sincèrement que l'on ne s'écarte pas des procédés dont je vais faire part.

1.° *Du Quinquina.*

On l'emploie sous trois formes différentes, en *infusion*, en *poudre* et en *extrait*, selon la nature des cas et l'état des malades.

De l'Infusion.

Bon quinquina pulvérisé.......... ℥ ij.
Eau pure........................ ℔ iv.

Mettez le quinquina dans un pot, et versez dessus l'eau bouillante; couvrez, pour laisser infuser pendant une heure; agitez, durant cet intervalle, deux ou trois fois la liqueur jusqu'au fond du vase; et coulez au travers d'un linge serré.

La dose est de quatre à cinq onces, prise froide toutes les heures.

Quoique cette préparation ne soit pas réputée la plus propre à empêcher le retour des accès, c'est cependant le mode sous lequel on doit toujours l'ordonner dans le commencement de la maladie, et que l'on suit jusqu'à sa fin, quand la fièvre est continue dans son principe; il est encore plus urgent de le prescrire ainsi quand elle a débuté sous un type différent, et que l'on n'est appelé que lorsqu'elle est devenue telle: l'estomac, alors affaibli, et hors d'état d'exécuter aucune fonction pénible, s'en accommode beaucoup mieux qu'il ne le ferait de sa poudre; ne présentant rien de solide et qui exige un véritable travail, il passe plus facilement qu'elle. Si la dose qu'on en donne est vomie, on en fait prendre une autre incontinent après; car, si on tarde un peu à le faire, on s'expose à la voir rejetée comme la première. La froideur, ou pour parler plus conformément aux principes, le spasme de l'estomac, est trop grand pour qu'il puisse élaborer les sucs qui y abordent. Ils s'y accumulent et s'y rassemblent en une masse glaireuse qui ne cesse d'avoir lieu que lorsque ce viscère est réchauffé. Il la retient dans sa capacité tant qu'elle n'est point assez abondante pour le contraindre par elle-même à s'en débarrasser. Ce n'est que lorsqu'elle l'est devenue, ou qu'il est excité par son mélange avec le quinquina, dont la présence occasionne un surcroît de volume, qu'il se soulève pour se délivrer d'un poids qu'il ne peut plus supporter, mais pour en souffrir une nouvelle accumulation qui nécessite à son tour un certain laps de temps pour que l'amas en puisse provoquer l'expulsion (1). C'est donc afin d'obvier à cet inconvénient qu'on se presse de donner la seconde dose, qui rarement n'est pas conservée. On tient la même conduite pour les suivantes, que je recommande de rapprocher, si elles se digèrent aisément, et d'éloigner, si elles fatiguent.

(1) Il faut bien se garder, dans ces circonstances, de donner un *émétique*, en prenant pour un signe de turgescence le rejet de ces matières ; car ce remède occasionnerait alors des évacuations extrêmement préjudiciables, et qui pourraient devenir mortelles par l'affaissement dans lequel elles jeteraient les malades.

2.° De la Poudre.

On donne le quinquina en poudre délayé dans du vin ou en pilules, en suivant les formules ci-après :

Quinquina pulvérisé.......... ʒ j.
Vin blanc.................... coch. iv.

Mêlez. Pour une dose qu'on répète toutes les heures et demie ou toutes les deux heures.

Quinquina rouge pulv............ ʒ j.
Sirop d'absinthe................ q. s.

Pour six pilules qu'on prend en une dose, et qu'on réitère en laissant les mêmes intervalles que pour la formule précédente.

On le prescrit sous l'une ou l'autre de ces formes, quand la fièvre conserve encore l'apparence du type intermittent. L'estomac n'ayant éprouvé qu'une légère diminution dans ses forces, peut le supporter ainsi préparé, et le digérer sans beaucoup de peine. Lorsque, dans ce cas, on a eu le temps d'en administrer une quantité raisonnable, elle se borne d'ordinaire à l'accès suivant ou à celui qui vient après, lequel est alors très-faible; mais il faut pour cela qu'on en ait pris sans relâche. Si, malgré cette précaution, elle devient visiblement continue, il faut changer cette manière de le donner, et recourir à l'infusion, dans la crainte que les malades, l'ayant vomi sous ces formes, ne voulussent pas en reprendre, quel que fût le mode dont on se servirait dans la suite.

3.° *De l'Extrait.*

On l'étend dans une potion appropriée, en suivant la formule ci-dessous :

Extrait de quina................	ʒ iv.
Eau de canelle spiritueuse........	℥ j.
Sirop de fleurs d'orange..........	℥ j.
Eau pure........................	℥ vj.

Mêlez. La dose est une cuillerée à bouche toutes les heures.

On ordonne l'extrait apprêté de cette manière : 1.° aux personnes délicates et qui seraient incommodées par le volume de l'infusion; 2.° aux enfans qui boivent ordinairement peu, et auxquels il répugne sous une autre forme (1);

(1) On doit diminuer la dose de cette potion en raison de l'âge, et n'en donner aux enfans qu'une demi-cuillerée, ou même un tiers.

3.° quand l'infusion seule paraît insuffisante, les malades n'en pouvant supporter une plus grande quantité que celle ci-dessus prescrite. On en donne une cuillerée à bouche entre une de ses doses, et celle d'une potion camphrée dont je parlerai plus bas, et ils prennent alors toutes les vingt minutes de l'un ou de l'autre de ces trois remèdes.

Au surplus, sous quelque forme qu'on administre le quinquina, il arrive souvent qu'il ne passe pas, c'est-à-dire, qu'il est rendu par les selles tel qu'on l'a pris. Il faut bien se garder alors de suivre le conseil de quelques praticiens qui veulent qu'on en suspende l'usage; car, aidé des remèdes dont je vais immédiatement faire mention, il est le seul moyen que l'on puisse opposer à l'espèce de dévoiement qu'il occasionne, et qui est un indice certain de la nécessité de le continuer, puisqu'il résulte de l'extrême faiblesse où sont les intestins. Ce médicament, en remontant le ton de ces viscères, est la seule cause de son expulsion, que précède celle des matières qui étaient déposées auparavant dans leur capacité. Cet effet ne cesse d'avoir lieu que lorsque son action sur ces parties est devenue assez puissante pour qu'elles puissent enfin le retenir et rendre son emploi utile (1).

Article VII.

Des Cordiaux.

Le bon vin est peut-être, parmi les cordiaux, celui qu'on doit préférer, en tant qu'il n'a rien qui répugne, et qu'il est au contraire d'un goût qui flatte assez généralement. Le vin ordinaire est trop faible pour la circonstance dans laquelle on l'indique ici; il ne fortifie pas assez, et les malades le trouvent si plat, qu'ils s'imaginent boire

(1) C'est ici le cas de faire une remarque qui mérite la plus sérieuse attention, parce qu'elle sert à combattre une erreur extrêmement préjudiciable dans le traitement des fièvres adynamiques en général, laquelle consiste à attribuer à l'irritation un effet dont la faiblesse est la cause. Cette opinion, à laquelle répugnent le défaut de réaction du pouls, quoique souvent très-plein, et l'accablement où se trouve la machine entière, porte à prescrire les narcotiques et les adoucissans, qui aggravent le mal en augmentant cette faiblesse, qui n'est déjà que trop considérable. J'emploierai tous mes moyens dans le cours de cet essai pour éclaircir ce point de doctrine, que je tâcherai de rendre évident, lorsqu'à la fin je parlerai des remèdes dont l'administration est pernicieuse dans ces fièvres.

de l'eau. Le plus convenable, est le bon Madère sec, et après lui ceux de Porto et de Malaga. On donne de deux à quatre cuillerées à bouche, d'une de ces espèces de vin, après chaque dose de quinquina, toutes les fois qu'on en fait prendre, quelle que soit la forme sous laquelle on l'administre.

Comme il n'est pas toujours facile de se procurer ces vins non-frélatés, et que d'ailleurs ils sont souvent trop chers pour les personnes auxquelles ils sont nécessaires, on tâche de les remplacer le mieux qu'il est possible. J'emploie, dans ce dessein, la composition suivante, que je fais prendre à la même quantité :

De bon vin rouge de Bordeaux... ℥ x ij.
Canelle ou muscade grossièrement pilée.................. gr. xxv.
Sucre en pain................. ℥ j.

Mettez dans une cafetière, et faites bouillir légèrement pendant six minutes.

On est encore quelquefois obligé de recourir à la teinture suivante, qu'on fait prendre toutes les heures par cuillerée, mêlée avec partie égale de bon vin rouge qui tempère sa force. On en ajoute aussi quatre cuillerées dans la potion qui sert de véhicule à l'extrait de quinquina, quand on s'est déterminé à l'ordonner de cette manière, et une à chaque dose de son infusion, si la faiblesse continue à être la même, malgré l'usage des remèdes précités.

Voici la véritable composition de cette teinture :

℞ Du meilleur quinquina pulvérisé. ℥ ij.
De l'écorce de citron de Portugal.. ℥ j ß.
De racine de serpentaire de Virginie. ʒ iij.
De safran d'Angleterre............ ℈ iv.
De cochenille.................... ℈ ij.
D'esprit de vin de France......... ℥ xx.

Faites infuser le tout dans un vase bien bouché, pendant trois ou quatre jours au moins; coulez ensuite la liqueur.

Article VIII.

Du Camphre.

On ne doit jamais faire prendre le camphre en nature, soit qu'on le réduise en poudre pour le donner dans un look, ou qu'on en forme des pilules. Dans le premier cas, il est dégoûtant, fatigue l'estomac et se digère mal. Administré en bols, il est le plus souvent rendu en totalité par les selles, s'il ne l'est pas toujours dans notre fièvre. On peut s'assurer de ce que j'avance ici, en examinant les excrémens, qui sont sans consistance. On trouve, en les versant peu-à-peu et lentement, ces mêmes bols aux fond du vase, et tels qu'ils ont été avalés. A cette preuve, qu'il est facile de vérifier, on en peut ajouter une autre qui paraît décisive : c'est que, si le camphre se dissolvait entièrement dans l'estomac, pris à la dose à laquelle on a coutume de le prescrire solide, soit seul ou mêlé à une aussi petite quantité de liquide que celle qu'on emploie ordinairement, ce viscère ne pourrait pas le supporter, à moins que la qualité de l'excipient, dans le dernier cas, n'en détruisît l'effet en grande partie. On en jugera par celle que je conseille, qui, quoique infiniment moindre, fatigue néanmoins quelques individus au point de contraindre à la diminuer.

La potion dont je donne ici la formule est la moins désagréable, et m'a paru la plus utile. Les médicamens dans lesquels il est dissous ont été raisonnés, et s'y rencontrent dans une proportion juste, et sur laquelle je ne me suis fixé qu'après plusieurs essais :

Camphre . . . . gr. x.
Eau de canelle spirit. . . . . ℥ j.
Eau pure. . . . . ℥ xvj.

Sirop simple.................. ℥ iij.
Liqueur anodyne minér. d'Hoffmann...................... g.tte lx.

La dose est de trois cuillerées entre deux prises de quinquina ; ce qui astreint pour l'ordinaire les malades à boire toutes les demi-heures.

ARTICLE IX.

Maintenant, quand doit-on prescrire le quinquina, et quelles sont les règles à observer quand on l'administre? Cette question est de la plus grande importance, et de sa solution dépend tout le succès du traitement qu'elle éclaire, et qui sans elle ne peut qu'être empirique.

D'abord, il est de principe qu'on ne doit le donner qu'hors le temps de l'accès ; et ce précepte est juste, s'il n'a rapport qu'aux fièvres intermittentes, et le praticien qui ne l'observe pas est digne de blâme. D'ailleurs, dans ces sortes de fièvres, en temporisant, ce qu'elles permettent de faire lorsqu'elles ne sont pas pernicieuses, on vient à bout, un peu plutôt ou un peu plus tard, d'en réduire les accès à des bornes raisonnables, par l'emploi des remèdes généraux, et alors on a tout le temps nécessaire pour agir. Mais si l'on étend ce précepte aux rémittentes (ce qu'on fait réellement, en voulant qu'on attende, pour l'administrer, que leurs redoublemens soient arrivés au degré de relâchement le plus bas), il cesse de l'être, et son observation devient d'un préjudice extrême. Elle est mortelle dans l'espèce que concerne cet essai.

Expliquons-nous et tâchons de détruire un préjugé fatal contre lequel je me suis élevé depuis long-temps, et que j'ai constamment bravé malgré la critique et l'espèce de consécration qu'il a reçue.

J'ai déjà exposé les intentions de la nature lorsqu'elle suscite la fièvre, et j'ai dit qu'elle est inséparable des affections maladives dont elle est, en quelque façon, l'instrument curatif, et qu'elle y est, dans la plupart des cas, d'une nécessité absolue pour opérer la *crise* qui doit les terminer. J'ai ajouté qu'il en était plusieurs où elle n'était pas seulement inutile, mais où elle était, au contraire, extrêmement dangereuse, puisqu'elle y entretenait des mouvemens désorganisateurs, et menait ainsi à une mort d'autant plus prompte, qu'elle avait plus d'intensité.

Appliquons ces principes, en ayant surtout égard à notre fièvre.

Par tout ce qui a déjà été dit, il n'est pas difficile de juger qu'elle exige, non pas qu'on la prévienne; car il n'est guères possible de prévenir une maladie dont l'attaque est le plus communément soudaine, mais qu'on l'anéantisse dès qu'elle paraît; et cette indication pressante je l'ai en vue, en prescrivant de donner le quinquina à une dose aussi forte, et répétée aussi souvent qu'on peut le faire.

En effet, si l'on fait attention avec quelle rapidité ses symptômes se développent, et de quel danger ils sont pour la vie, on conviendra qu'il est urgent de le donner ainsi. Or, on ne peut agir plus promptement que je ne le fais, puisque je l'ordonne de prime-abord; ni le donner à une dose plus haute que je ne le conseille; car l'estomac, dans l'état de spasme où il se trouve, n'en pourrait pas supporter une quantité plus forte.

Si cependant, fidèle à la règle reçue, on attendait que le paroxisme fût tombé au point où l'on exige qu'il le soit, les momens qui restent seraient insuffisans dans une fièvre dont un redoublement se confond avec le suivant. L'intervalle qu'on serait obligé de laisser s'écouler entre eux, sans en faire usage, serait trop long pour ne pas permettre au mal d'empirer et d'acquérir plus de gravité qu'on ne pourrait opérer de bien dans le court espace de temps où il serait permis de l'administrer ; de-là nécessairement l'accroissement de tous les symptômes qu'on aurait évités en suivant une autre méthode.

Aussi, persuadé de la malignité de son principe, qui tend sans cesse à la destruction, je me hâte de le prescrire, et je ne perds que les momens que mon observation m'a forcé de respecter : ce sont les premiers du redoublement, où, le spasme augmentant, l'estomac se soulève contre lui, et avertit de le suspendre; mais dès que le calme commence à renaître (c'est environ après deux ou trois heures de sa durée), j'y recours de nouveau, pour la continuer de la même manière que je le faisais auparavant.

Cependant je prends bien garde d'abandonner la nature à elle-même dans ces instans de trouble, et surtout de ne rien ordonner qui puisse l'affaiblir. L'assaut contre lequel elle lutte me fait, au contraire, un devoir de la soutenir, et j'emploie pour cela les moyens dont son goût s'accommode. Je remplace donc le quinquina par une seconde dose de vin, que je permets de mêler avec une partie égale d'eau, si le malade est fort altéré, sans pour cela suspendre l'usage de la potion camphrée, qui passe ordinairement bien alors, et dont le malade prend alternativement avec le vin toutes les vingt minutes, et même plus souvent, si la soif est trop pressante (1). L'estomac, qui ne perd par cette précaution que bien peu de ses forces, conserve ensuite ce remède, qu'il n'aurait vraisemblablement pas pu supporter sans cela. La maladie, qui n'a pas eu le temps de faire des progrès durant cette espèce de repos, ne présente pas de nouveaux obstacles à vaincre, et cède bientôt, quelque obstinée qu'elle soit, à des médicamens aussi actifs et aussi souvent répétés.

C'est ce qui arrive constamment quand on suit ma méthode, et il est rare que la fièvre se prolonge au-delà de six jours; elle ne dure guères communément que trois ou quatre, après lesquels il est pourtant encore nécessaire de continuer pendant quelque temps les remèdes, pour maintenir les forces dans l'état où ils les ont remises. J'en éloigne les doses, à cette époque, pour faire prendre une ou deux soupes, n.° 11, dans les vingt-quatre heures, ou le même nombre de rôties au vin, jusqu'à ce que je puisse en

(1) Cette potion ne borne pas ses effets à calmer et à fortifier; elle apaise aussi l'altération, au point qu'il faut en avoir soi-même fait usage pour s'en former une juste idée.

venir à des alimens plus solides, dont j'augmente peu à peu la quantité.

ARTICLE X.

Si l'on a bien fait attention à ce que contiennent ces généralités, on a dû se convaincre de la vérité du caractère que j'attribue à la fièvre dont il est ici question, et être à même de lui appliquer les remèdes qui lui conviennent dans tous les cas. Mon but, sous ce double rapport, étant rempli, je vais m'occuper des descriptions que j'ai promises de ses espèces, lorsque j'aurai fait part de quelques réflexions qui sont d'autant plus nécessaires, qu'elles établissent naturellement la liaison qui existe entre elle et celles qui règnent maintenant en Europe; objet que je me suis proposé de faire connaître en composant cet essai.

On ne cesse, en effet, de répéter que les maladies des pays chauds ne ressemblent en aucune manière à celles qu'on voit tant en France que dans les états qui l'avoisinent, et qu'elles exigent ainsi les unes et les autres des remèdes différens. Comme cette assertion est très-dangereuse par les conséquences qu'on en pourrait tirer, il suffira, pour en démontrer la fausseté, de les comparer entre elles. Ainsi, lorsque je décrirai une espèce des premières, et que j'en aurai observé en France une pareille, ou à-peu-près semblable, je les exposerai en observations à sa suite. Ce moyen me paraît le plus propre à prouver leur identité, que la similitude et le développement de leurs symptômes ne permettent pas de révoquer en doute. Un point cependant semblerait devoir rendre cette identité équivoque : c'est qu'elles sont ordinairément moins meurtrières dans l'ancien monde qu'elles ne le sont dans le nouveau, et qu'elles y offrent encore, pour la plupart, des ressources, quoiqu'on leur ait laissé le temps de devenir très-graves; mais cette apparence de difformité disparaît bientôt quand on considère qu'elle dépend du climat seul, et qu'elle n'est nullement de leur essence.

Cette façon de combattre une opinion aussi erronée est sans réplique, et prouve, d'un côté, combien je suis loin de mériter les reproches qu'on me fait journellement de prescrire à Nantes le quinquina aussi souvent que je le fais, puisque je préviens par-là la dégénérescence d'une fièvre qui existe réellement en Europe, et sur le caractère de laquelle une sorte d'aveuglement peut seule tenir les yeux fermés; tant il est évident qu'il complique depuis plusieurs années un grand nombre de maladies qui, sans ce moyen, deviennent souvent mortelles, et toujours très-périlleuses. On y verra, de l'autre, à quels dangers exposent les raisonnemens inconsidérés sur des matières qu'on n'a point assez approfondies, ou sur lesquelles on est dans l'ignorance la plus profonde. Elle servira enfin, dans les circonstances actuelles, où nos communications fréquentes avec les peuples de différentes contrées peuvent nous être d'une conséquence plus fâcheuse qu'on ne se l'imagine, et où la température si variée des saisons agit sur les corps d'une manière à donner aux affections, dans tous les climats, une forme qu'elles n'avaient pas autrefois, à préserver les médecins des méprises auxquelles une pareille cause et un tel changement seraient capables de donner lieu, et à les engager à redoubler d'attention dans une occurrence qui la demande toute entière.

Comme toutes les espèces dont je vais m'entretenir n'ont pas le même caractère apparent, et qu'il en est qui affectent plus ou moins le phlogistique, je commencerai par celles qui s'en rapprochent le plus, pour finir par celles qui s'en éloignent davantage. Je suivrai une marche semblable dans tous les chapitres, en ayant néanmoins égard à leur fréquence et à la grandeur du péril dont elles peuvent menacer.

CHAPITRE III.

Des espèces qui ont particulièrement trait aux nouveaux arrivés dans les colonies (1).

ARTICLE PREMIER.

Première espèce.

L'invasion a lieu soudainement et indistinctement dans tous les instans : la nuit pendant le

(1) S'il eût entré dans mes vues de faire un article séparé de la *fièvre jaune*, proprement dite, je l'aurais inséré dans ce chapitre, qui aurait été sa place naturelle ; mais comme la peau ne prend presque jamais dans les colonies (du moins à la Guadeloupe), même chez ceux qui sont nouvellement arrivés d'Europe, la teinte jaune qui la caractérise certainement, je n'ai pas jugé à propos de le faire ici. D'ailleurs, elle n'est, ainsi que les espèces qu'on y trouve, qu'une modification de la fièvre principale qui les désole, et n'exige pas d'autres remèdes qu'elles, si ce n'est l'addition de quelques racines apéritives, ou de quelques feuilles de plantes amères qu'on fait infuser avec le quinquina. Je me réserve d'en donner une notice à la fin de cet essai, dans laquelle je

sommeil, à la promenade, au milieu et après le repas; le frisson ne la précède pas toujours, et, dans tous les cas, la fièvre devient bientôt violente : les malades ne peuvent se soutenir tant la faiblesse est grande. Contraints à se coucher, ils sont en supination dans leur lit. Ils disent qu'ils sont brisés, et se plaignent de douleurs vagues, quelquefois aiguës dans une partie, mais surtout à la tête, dont elles occupent pour l'ordinaire le devant, en s'étendant dans le fond des orbites : le regard est triste; les yeux sont rouges, les vaisseaux de la cornée injectés. La chaleur de la peau, communément forte, n'a rien d'ardent; le pouls est accéléré, élevé et mou; la langue, couverte d'un limon blanchâtre qui n'est jamais assez épais pour ne pas laisser voir sa surface, est humide, d'un vermeil pâle, et m'a toujours paru légèrement tuméfiée. La soif est presque nulle, et il existe un sentiment de gravité à la région de l'estomac et de la tension au bas-ventre. Les

ferai part de ce que j'ai pu observer à son égard à la Guadeloupe, tant sur des matelots américains que parmi les troupes anglaises, quelque temps après leur débarquement dans cette île, et de ce que j'ai eu occasion de voir à New-York pendant les deux épidémies qui y ont régné en 1794 et 1795.

urines sont rouges et ténues, avec des nuages à leur surface ou de petits flocons suspendus dans leur milieu, et plus souvent troubles, briquetées et sans sédiment. Il y a de grandes anxiétés et beaucoup d'inquiétudes.

Les symptômes marchent ici d'un pas si rapide, qu'on les a vus, au commencement du second jour, portés à un degré de dépravation tel, qu'ils ne laissaient plus d'espoir. L'état qu'ils présentent est affreux; l'accablement et les anxiétés sont devenus extrêmes et accompagnés de défaillances. Les facultés sensibles et intellectuelles se ressentent de l'affaissement du corps. Les malades sont dans un délire obscur, qui n'est cependant point assez fort pour ne pas leur permettre de répondre aux questions qu'on leur fait. Les vomissemens succèdent aux nausées qui avaient déjà lieu; la matière en est brune, noirâtre et peu après sanglante. Les selles observent les mêmes variations et exhalent une odeur fétide. Le pouls est précipité, mou, sans une grande dépression; les pulsations paraissent se confondre. La peau, sans chaleur, est terne, avec une certaine moiteur, et la soif nulle. Le ventre, météorisé, est le siége de douleurs d'entrailles très-vives. Il survient des hémorrhagies du nez, d'où sort un sang dissous, et le hoquet survient par intervalles.

La progression des accidens est effrayante; l'affaissement et à son comble : les malades peuvent à peine changer de position par défaut de forces; ou bien, s'il leur en reste assez, c'est pour se jeter çà et là dans leur lit, sur les bords duquel on les trouve ordinairement couchés sur le ventre, les pieds sur le plancher; situation à laquelle les portent les souffrances qu'ils endurent dans cette partie. Le délire est plus profond, et ils n'ont plus qu'un sentiment confus de leur état; ils rêvassent et gesticulent. Le sang sort de leur bouche en caillots bruns, et les déjections alvines, noires et sanglantes, sont involontaires, et ont une odeur cadavéreuse. La langue, les gencives et les lèvres sont devenues fuligineuses, et la peau, qui est froide et grasse, se couvre de pétéchies; le hoquet se perpétue, et cette scène, digne d'horreur et de pitié, se termine à la fin du second redoublement ou au commencement du troisième.

Le développement des symptômes ne se fait pas toujours aussi promptement dans cette espèce : alors ils se montrent avec moins de violence dans le principe, et subsistent à-peu-près les mêmes durant le second jour, où l'on ne remarque qu'un surcroît d'accablement. Mais tout change et devient presque désespéré dans le courant du troisième; c'en est fait de la vie, dont les remèdes les plus actifs et les mieux appropriés empêchent rarement la perte. La mort arrive à la fin du quatrième jour, plus souvent du cinquième, quelquefois cependant du septième, la maladie ayant parcouru la série des symptômes fâcheux dont j'ai fait ci-dessus l'énumération.

Elle est la plus fréquente, et attaque plus particulièrement les hommes d'un tempérament robuste, et ceux à qui leur position aisée permet une nourriture succulente, surtout lorsqu'ils font en même temps abus des liqueurs spiritueuses. L'exposition au soleil, à la pluie et au serein, ainsi qu'un exercice forcé, en sont les principales causes déterminantes.

Il n'est guères possible de méconnaître cette fièvre et de ne pas s'apercevoir du danger dont elle menace à l'appareil qu'elle déploie dans son invasion. Ainsi, quel que soit le traitement qu'on adopte, on ne peut pas tarder à y recourir.

Les remèdes qu'on lui a opposés sont en grand nombre. Son caractère étant bien connu, il suffirait de nommer ceux qu'une routine aveugle a coutume de mettre en usage dans son commencement, tels que les rafraîchissans, la saignée, les émétiques et les purgatifs, pour les y faire proscrire, si l'expérience n'avait pas déjà prononcé sur le péril qui résulte de leur administration. Quant à ceux qui sont appropriés à cette maladie, mais dont elle se sert le plus souvent, sans se rendre compte des motifs qui l'y portent, je tâcherai d'en rectifier l'usage; et si je m'occupe de quelques autres de ces moyens, ce sera uniquement pour détourner des essais pernicieux qu'on en pourrait encore tenter sur la foi de certains auteurs. Je renvoie à la fin de cet ouvrage pour faire mention de ceux dont je n'aurais pas eu occasion de parler dans le cours du traitement, où je me bornerai à indiquer la conduite qu'on doit tenir pour qu'il soit méthodique.

Le développement des symptômes ayant lieu dans cette espèce avec une rapidité extrême, il faut recourir de suite aux remèdes les plus puissans pour le prévenir : ce sont, comme on l'a vu dans les généralités, le quinquina, les cordiaux et le camphre. Prescrits dès qu'elle se déclare et de la manière dont je l'ai exposé, elle cède bientôt à leur usage, quelle que soit sa gravité.

La guérison s'opère moins promptement, si l'on attend le second jour, et il ne reste qu'un bien faible espoir le troisième, à moins que l'on ne soit appelé à l'instant où le redoublement se fait apercevoir, pour être à même de les donner lorsque le spasme baisse. Il n'est plus temps d'y recourir, même à la fin du premier jour, quand la fièvre est de nature à causer la mort à cette époque, ou dans le courant de celui du lendemain.

Quoiqu'elle n'exige pas ordinairement, le troisième jour, d'autres remèdes que ceux qui lui sont nécessaires le premier, il est pourtant des circonstances, rares à la vérité, qui en demandent d'une autre espèce. Ses accès sont trop violens, et sa marche vers la dissolution trop prompte, pour qu'il ne se soit pas déjà fait dans les premières voies une déposition de matières qui tendent à la putréfaction, et qu'il convient d'évacuer, si la nature n'est pas solicitée par leur présence à s'en débarrasser par elle-même. La saburre qui couvre alors la langue en est, en général, l'indication, que je remplis en ajoutant trois gros de sulfate de magnésie (sel d'epson) au premier verre de l'infusion de quinquina.

Il serait imprudent d'outre-passer cette quantité; car, et qu'on y fasse bien attention, ce n'est pas l'irritabilité qu'on a en vue d'exciter, mais bien de relever l'action abattue des intestins, qui expulsent seuls ces matières, pour peu qu'on la remonte; et la plus légère secousse suffit pour les tirer de la stupeur dans laquelle ils sont plongés par la maladie : une plus forte, en les stimulant trop vivement, les porterait à faire des efforts dont la suite serait une augmentation de faiblesse qui deviendrait bientôt du plus grand préjudice, et dont la mort même pourrait être le résultat. Cette issue est bien à appréhender : car, s'il est vrai, comme tout l'annonce, que ces viscères ont perdu la plus grande partie de leur ton naturel, et qu'il serait d'autant plus dangereux d'achever de le détruire, que les médicamens passant alors sans s'arrêter, ne seraient plus d'aucun secours, avec quelle précaution ne doit-on pas se comporter pour qu'un accident d'une pareille importance n'ait pas lieu ?

Dirigé par cette crainte, et cependant pour ne pas laisser incomplète l'évacuation que ce remède aurait commencé à provoquer (ce qu'on reconnaît à la consistance épaisse des selles et à leur puanteur), je vais en indiquer un d'une autre espèce, dont on n'a point à redouter les mauvais effets qu'on aurait à craindre d'une seconde dose du premier. C'est une mixture saline composée de manière qu'elle relève les forces, en même temps que, par son mélange avec les matières déposées, elle forme une nouvelle substance qui aide à les éliminer. Elle est décrite sous le n.° 1. J'en fais prendre toutes les heures et demie quatre cuillerées, pour remplacer tour-à-tour une dose de la potion de camphre ou de l'infusion de quinquina.

Il est cependant des circonstances où ces moyens seraient insuffisans : c'est lorsque l'indication de purger est pressante, et que le ventre éprouve des douleurs vives et continuelles, occasionnées par l'âcreté du dépôt qu'il contient. Au lieu des remèdes ci-dessus, j'administre toutes les deux heures un verre de la solution n.° 2, jusqu'à ce qu'elle opère, pour la cesser aussitôt. On se trouve pourtant contraint alors même de n'employer que la mixture n.° 1, lorsque la faiblesse est trop grande, et pour empêcher qu'elle ne s'accroisse encore, de donner, de quart-d'heure en quart-d'heure, de la potion camphrée ou du quinquina en extrait, parce qu'il passe plus facilement alors sous cette forme que sous aucune autre.

Si, malgré l'emploi de tous ces remèdes, la maladie augmente, ou que le succès paraisse incertain, parce qu'il existe des accidens qui exigent une action plus puissante, je leur adjoint les clystères et les épithèmes, parce qu'ils ont l'avantage de ne pas augmenter le poids dont les premiers ne surchargent déjà que trop souvent l'estomac. Je les compose de médicamens tels que les circonstances le demandent, et qui, en concourant avec eux à rétablir les forces, manquent rarement de produire un bon effet.

Les clystères, dont je vais d'abord parler, sont ceux n.° 3 et n.° 4, qu'on réitère toutes les cinq ou six heures, à un quart de seringue. Le premier se prescrit dans la vue de seconder l'action des remèdes que les malades prennent par la bouche, et le second pour resserrer le ventre lorsqu'il est relâché ou qu'il menace de s'ouvrir.

Il est bien à propos de laisser entre chacun d'eux l'intervalle que je viens de désigner, et de n'en pas ordonner une plus grande quantité à-la-fois, de peur que leur répétition fréquente, ou un volume plus considérable ne donne lieu à une irritation, ou tout au moins à une fatigue qui pourrait occasionner le dévoiement. Cette évacuation serait alors d'autant plus funeste, qu'il serait presque impossible d'y remédier, puisqu'on n'aurait à lui opposer, dans le premier cas, que des médicamens qui, outre qu'ils ne pourraient guères avoir qu'une utilité momentanée, contrarieraient, en affaiblissant la constitution, ceux qui conviennent à la maladie; et que les toniques n'offrent, dans le second, que des ressources incertaines. Ainsi, quel que soit le motif qui engage à y avoir recours, il ne faut jamais négliger ces avis, et surtout n'en faire usage que lorsqu'on en a balancé les avantages avec les inconvéniens, et qu'on s'est bien assuré qu'ils sont indispensables.

L'extrême discrétion que je viens de recommander dans l'administration des évacuans et des clystères paraîtra peut-être minutieuse; elle est cependant d'une importance majeure. En effet, si on veut bien se rappeler ce qui a été dit précédemment, et si l'on considère avec quelle difficulté on parvient quelquefois à faire cesser le dévoiement, qui rend tous les remèdes inutiles, on sentira de quel danger il est de le provoquer dans une fièvre où, pour me servir de l'expression de *Vallésius*, la faculté retentrice des intestins étant presque anéantie, il a tant de tendance à se montrer, et où par conséquent la plus légère imprudence peut être cause qu'il se manifeste.

Les uns et les autres ne sont donc utiles qu'autant qu'ils sont ordonnés avec discernement, et que leur action se borne à expulser le dépôt occasionné par la fonte des humeurs. S'il en est autrement, ils jettent par l'évacuation forcée, qui en est la suite, et qui entraîne tout indistinctement, les intestins dans l'atonie; d'où résulte celle des vaisseaux absorbans qui entrent dans leur texture : les orifices de ces derniers s'affaissent, et les mettent hors d'état de faire aucune secrétion; tandis que, par la perte de leur ressort, ils laissent pleuvoir dans le tube intestinal des substances destinées au soutien de la vie, lesquelles s'échappent alors comme un torrent que rien n'arrête.

On peut s'assurer, dans la plupart des cas, de l'extrême faiblesse de ces organes et de la facilité avec laquelle on pourrait exciter cet écoulement préjudiciable des humeurs. En effet, si l'on prête en ce moment l'oreille à ce qui se passe dans l'intérieur du corps des malades, on entend, dans la capacité du bas-ventre, un certain bruit que cause le gargouillement des matières liquides, qu'il faut distinguer avec soin des borborygmes, auxquels l'air dilaté donne lieu par son déplacement. Cette disposition annonce non-seulement le désordre qui règne dans les viscères, et fait connaître toute l'étendue du péril qu'il y aurait à l'augmenter, en ajoutant un nouveau poids à celui qu'il ne supporte déjà qu'avec beaucoup de peine, mais elle est de plus une indication de prescrire les remèdes les plus chauds et sous le plus petit volume, afin de prévenir le dévoiement. C'est surtout lorsque cet accident s'est déja manifesté qu'il est bien nécessaire d'employer tous les moyens possibles, afin d'en empêcher le retour; car il est toujours difficile à comprimer lorsqu'il se montre pour la première fois, et ne cède que rarement quand il paraît pour la seconde (1).

Ainsi les clystères, que plusieurs personnes regardent comme un remède indifférent, sont infiniment à craindre dans les fièvres de ce genre. Rien de plus commun néanmoins que de voir des médecins les permettre, uniquement pour satisfaire à un caprice de malade qui s'imagine qu'il en recevra du soulagement, parce qu'il ne va pas depuis quelques jours à la selle, ou pour ne pas contrarier une garde flattée de les avoir prévenus. Une pareille condescendance est bien digne de blâme, puisqu'elle peut occasionner la mort. C'est un malheur dont j'ai été plus d'une fois témoin : lorsque j'étais enfin parvenu, après les plus grands efforts, à rétablir le ton des intestins, de manière à leur faire conserver les

---

(1) Alors l'antagonisme externe, qui a lutté avec avantage contre l'interne, l'emporte enfin sur ce dernier d'une manière presque irrésistible.

médicamens, et que je commençais à concevoir les espérances les mieux fondées, on les administrait contre mon gré ou à mon insu.

On doit donc avoir la prévoyance de recommander de n'en faire usage que lorsque le médecin les ordonne lui-même; et il ne le fera que dans deux circonstances; dans les cas dont il a été fait mention ci-dessus, et quand les malades, entrant en convalescence, ont été long-temps sans rendre d'excrémens, et que des envies fréquentes et inutiles indiquent la nécessité de satisfaire au besoin qu'ils en éprouvent. Il existe alors dans le rectum un amas fécal qui s'y est endurci par un séjour que la faiblesse de ce viscère a favorisé, et qui pourrait causer des accidens très-graves, si on ne les prévenait pas en l'évacuant. Quoique ces malades aient déjà pris des alimens, et que les forces soient en partie revenues à cette époque, je ne les permets qu'à demi-séringue, et seulement pour délayer les matières entassées, afin que la sortie en soit plus facile; et je préfère d'en venir à un second clystère, si le premier n'a pas suffisamment opéré. Cette conduite est le fruit d'une longue observation, et il serait imprudent de s'en écarter.

D'après tout ce que je viens de dire, et si l'on n'a point oublié ce que je crois avoir démontré précédemment, c'est-à-dire, que la fièvre dont je traite n'est pas susceptible de *crise*, et que c'est presque toujours au détriment des malades que les selles y ont lieu, on ne verra pas sans inquiétude le ventre s'ouvrir pour en donner, puisque, par leur nature et l'instant où elles paraissent, elles ne peuvent être utiles (1). Brunâtres et dépourvues de cette liaison qui les fait ressembler à une purée épaisse, elles n'ont ni la couleur ni la consistance qu'elles devraient avoir pour être critiques, ni l'odeur qui les fait juger telles; car elles n'en ont aucune, pour ainsi dire, à moins qu'elles ne soient puantes.

On tire un mauvais augure de ces déjections, quelles qu'elles soient, lorsqu'elles ont attendu, pour se montrer, qu'on ait administré, pendant un certain nombre de jours, les remèdes mentionnés dans les généralités : elles sont dans ce

(1) On se hâte pourtant alors de prescrire les lavemens : il semble qu'on craigne de laisser perdre le moment favorable; et plus ils font d'effet, plus on se livre à l'espoir d'une guérison prochaine. Que dirait on cependant d'un médecin qui en ferait usage de purgatifs dans les derniers jours d'une phthisie pulmonaire, lorsqu'à la suite de la fonte des humeurs le dévoiement se déclare ?

moment une preuve convaincante de l'atonie où tombent les intestins, qui; loin de travailler à se les assimiler, pour les tourner, en les absorbant ensuite, au profit du corps entier, manquent de la vitalité nécessaire pour s'opposer à l'afflux qui se fait des sucs nourriciers dans leur intérieur; et que leur action, qui avait été jusqu'alors assez puissante pour suspendre la sortie des matières qui s'y accumulaient, ne suffit plus pour les y retenir.

Pour peu donc qu'on soit en suspens sur la nécessité des clystères, il faut s'en abstenir; et cet avis s'étend aux purgatifs, pour l'admission desquels le limon qui couvre la langue n'est pas, à beaucoup près, toujours une indication. On sait quelle faute grave on commettrait en les prescrivant dans les fièvres purement spasmodiques, quoiqu'ils semblent commandés par les apparences : il en est de même pour celles-ci, où la langue se nettoie peu-à-peu; de sorte que, quand elle est entièrement dissipée, elle est aussi belle qu'elle a coutume de l'être dans la plus parfaite santé, bien qu'on n'ait pas purgé. Ce n'est pourtant que quelques jours après que les malades l'ont recouvrée qu'elle commence à se couvrir de l'espèce d'enduit qui lui est naturel, et qui en est le signe assuré.

On ne peut trop le répéter, parce que c'est une vérité qu'il est nécessaire d'inculquer; la faiblesse est, en quelque sorte, l'apanage de cette fièvre, et tout concourt à le prouver. C'est elle qui produit les accidens essentiels qu'on rencontre dans toutes ses espèces, et qui en fait naître plusieurs autres qui, pour être secondaires, n'en sont pas moins redoutables par les contrariétés auxquelles ils donnent lieu : tels sont le vomissement, le hoquet, la pesanteur et l'oppression épigastriques, et la suppression des urines, qu'on peut regarder comme les principaux.

Le vomissement est quelquefois si considérable, que le malade rejette tout ce qu'il prend, soit parce que l'estomac n'a pas la force de le supporter, ou que le hoquet, qui est alors l'effet d'un spasme violent, qui a la même origine, soulève et entraîne ce viscère dans les mouvemens qui l'accompagnent, et ne lui permet pas de rien garder dans sa capacité. J'ai le plus souvent réussi à dissiper ces effets fâcheux par le moyen de la mixture saline n.° 1, à laquelle j'ajoute alors une once d'eau de menthe poivrée; et par celui de l'épithème n.° 5, composé de substances fortifiantes, que j'appliquais en même temps, et que je renouvelais toutes les quatre à cinq heures, sans cesser pour cela, comme je l'ai dit plus haut au sujet des clystères, l'usage de la potion camphrée et de l'extrait de quinquina. Le seul remède à ajouter au traitement qu'on suit déjà, lorsque la pesanteur de l'épigastre et son oppression fatiguent beaucoup les malades, est l'application de l'épithème n.° 6. Le vin aromatisé dont on se sert pour le préparer, absorbé de suite par les pores de la peau voisins de l'estomac, qui le reçoit sans avoir subi d'altération, redonne bientôt à cet organe assez de force pour digérer les médicamens qu'il ne pouvait pas supporter, ou qu'il ne supportait qu'avec une extrême difficulté avant son application. On le change de deux, ou de trois en trois heures.

Quant à la suppression des urines, qui est encore une suite de la délibité devenue excessive, et qui n'arrive guères que lorsque la maladie est fort avancée, et que la peau s'est emparée, en quelque sorte, d'un office que les reins remplissent dans l'état de santé, elle ne dénote que trop l'abandon où la nature se trouve réduite. Les remèdes qui, par leurs principes actifs, peuvent encore rappeler la chaleur qui commence à s'éteindre, et rendre les organes à leurs fonctions, sont les seuls qu'elle réclame. C'est le cas de forcer les doses du camphre, de donner l'extrait de quinquina très-concentré dans partie égale d'eau et de teinture d'Huxham, et d'enivrer, s'il est possible (1), les malades avec le meilleur vin de Madère (2).

---

(1) Je dis *s'il est possible*; car il est inconcevable que la quantité de vin que j'ai quelquefois fait prendre n'ait en aucune manière troublé le cerveau des malades; on en verra plus d'un exemple par la suite.

(2) La routine suit une autre marche. Comme la soif est fort grande alors, et qu'elle est incapable d'en distinguer la cause, elle fait boire largement, sans songer que c'est encore un moyen de l'accroître, et que, quelque aiguisées de sel de nitre ou d'esprit de sel que soient les tisanes, loin d'augmenter la secrétion rénale, elles ne peuvent qu'achever de l'anéantir, en affaiblissant de plus en plus.

Il est d'autres circonstances où les urines se suppriment, mais elles ne sont pas de mon objet. Il en est pourtant une dont je vais dire un mot, parce qu'elle s'en éloigne moins. Elle a lieu dans les fièvres tierces et double-tierces pernicieuses, lorsque le coup, qui a coutume de frapper le cerveau et d'occasionner ainsi la mort, porte sur les reins. Le malade meurt à la fin du 7.e jour qui suit cet accident, si, par des remèdes convenables, on ne s'oppose au retour de nouveaux accès qui le tueraient auparavant; il meurt, dis-je, à la fin du 7.e jour, après avoir rendu dès la veille des urines noirâtres.

J'ai vu sonder, dans de pareilles suppressions, et s'é-

Il est communément nécessaire de purger à la fin de cette espèce, ainsi que de toutes les autres, quand elles n'ont pas été traitées dès le commencement, parce que les remèdes qu'on a prescrits pour nettoyer les premières voies, lorsque l'indication en a prouvé le besoin (ce qui, comme je l'ai dit, est infiniment rare), n'ont pu le faire que d'une manière imparfaite, vu la petite quantité à laquelle on est obligé de se restreindre. Il s'est fait, en outre, pendant le temps qu'on a mis à se rendre maître des accès, une fonte d'humeurs que les intestins, resserrés par les médicamens, ont retenues, et dont le défaut d'appétit et la saburre de la langue décèlent la présence : elles occasionnent bientôt, si on ne les évacue pas, par l'absorption qui se fait de leurs parties les plus déliées, le retour de la fièvre. Elle ne se montre pas, à la vérité, avec son caractère primitif de

---

tonner beaucoup de ce qu'il ne sortait rien par la sonde, surtout la seconde fois qu'on le faisait. En touchant l'hypogastre, qui n'est ni tendu ni élevé, il me semble qu'on aurait pu ne pas s'exposer à d'aussi ridicules tentatives.

Il est superflu de dire que les cataplasmes sont, dans tous ces cas, au moins inutiles.

malignité; mais un mauvais traitement peut le lui faire reprendre, et d'autant plus aisément, que le corps, qui se trouve affaibli, y est très-disposé. On purge donc pour l'empêcher de reparaître. Le minoratif n.° 7, qui est très-doux et approprié à l'état de langueur du canal intestinal, qui le rend facile à émouvoir, est celui qui m'a paru le plus convenable dans ce cas.

Si on néglige cette précaution, et que la fièvre ne se reproduise pas sous le même type, elle prend assez ordinairement celui de quotidienne ou de double-tierce, plus rarement ceux de tierce et de quarte. Abandonnée à elle-même dans toutes ces circonstances, elle ne tarde pas à donner naissance à des obstructions qui la font traîner en longueur, et la rendent d'une cure difficile. L'opiat n.° 8 la dissipe presque toujours, surtout lorsqu'on fait usage de la tisane n.° 9, ou d'une solution légère de boule de mars de Nancy. Ses premières doses purgent doucement, et aident ces remèdes à lever les embarras des viscères.

Il ne suffit pas cependant d'avoir amené les malades à la convalescence, il faut encore les préserver des rechûtes; et ce n'est qu'avec beaucoup de soins que l'on peut y parvenir. L'irritation que les remèdes chauds et actifs dont on se sert causent quelquefois à l'estomac (1), et qui subsiste après qu'on les a cessés, produit chez eux un appétit factice qui les porte à des excès, donnant souvent lieu à des indigestions mortelles, qu'ils n'évitent qu'en suivant un bon régime, qu'il est du devoir du médecin de régler; il consiste à faire un usage modéré des alimens légers et bien nourrissans, et à boire de bon vin.

Il n'est pas aussi moins important de les surveiller, quant à ce qui concerne les exercices du corps et de l'esprit; car, s'ils en prennent au-delà de leurs forces, ils en sont accablés, et la fièvre ne manque pas à reparaître. Il est par conséquent indispensable de ne leur permettre que de petites promenades, et de leur défendre de s'occuper sérieusement. L'attaque que les nerfs ont soufferte les a tellement affaiblis, qu'il n'est pas rare de voir la convalescence se prolonger pendant deux et trois mois, principalement lorsqu'on n'est pas venu de suite au secours de la nature. Il est bon d'en prévenir les malades, en leur exposant les dangers qu'ils ont à courir

(1) Cela arrive bien rarement, et ce n'est que lorsqu'on a été obligé d'en forcer la dose, et qu'on les a continués plus long-temps qu'il n'était nécessaire.

s'ils ne se conforment pas aux avis qu'on leur donne. Ils se tiennent ainsi davantage sur leurs gardes, et s'ils retombent après avoir commis quelque indiscrétion, ils ne peuvent attribuer qu'à eux seuls le mal qu'ils se sont fait.

ARTICLE II.

On sera sans doute surpris de ce que je n'ai pas fait mention jusqu'à présent des vésicatoires et des acides, des derniers surtout, si vantés pour obvier à la dissolution, et pour y remédier quand elle existe. J'avoue n'avoir jamais ordonné ceux-ci dans ce genre de fièvre; mais ils l'ont été si inutilement tant de fois, par d'autres, pour ne pas dire si malheureusement, que je pense qu'ils doivent être absolument proscrits en ce cas. Ils ne conviennent en effet que dans une dissolution active, que fait naître à la longue une chaleur mordicante, comme cela arrive dans les fièvres continues qui succèdent aux ardentes, ou qui sont le produit de l'absorption de matières qui se sont altérées dans les premières voies, par une de ces causes dont on ne peut se rendre raison, et telles qu'on en voit des exemples dans les fièvres que nos prédécesseurs appelaient *putrides*. Ici elle est passive, et le résultat du spasme qu'engendre la faiblesse qu'ils ne feraient qu'augmenter. Ces raisonnemens sont d'accord avec l'expérience, s'il est vrai que l'usage du citron, qui s'emploie avec tant de succès à l'extérieur dans le *causus*, quand le sang dissous s'échappe des plus petits vaisseaux, et dans les affections *putrides* primitives, a été si funeste dans ces derniers temps, que l'on s'est empressé de l'abandonner.

Les vésicatoires, quoique agissant d'abord d'une manière opposée à celle des acides, tendent néanmoins au même but, et doivent en conséquence être réprouvés comme eux, à l'exception de quelques cas assez rares que je vais indiquer, et qui se rencontrent plus particulièrement au commencement et vers le milieu de la maladie.

Au commencement, lorsque de violentes douleurs de tête, qui ne se relâchent pour ainsi dire pas, et qui subsistent presque les mêmes à la fin du paroxisme, tourmentent les malades, auxquels elles ne laissent pas un moment de tranquillité; ou lorsque cette partie est si pesante, qu'ils paraissent comme hébétés; mais il faut les lever dès qu'ils ont apporté un soulagement un peu notable, et les panser avec un onguent doux qui, en apaisant l'irritation qu'ils ont causée, prévienne une abondante suppuration. Si l'on attend plus long-temps, ou qu'au lieu des adoucissans, on emploie les épispastiques, il s'ensuit une déperdition de sucs d'autant plus considérable et qui est à redouter, qu'elle est favorisée par la laxité des solides, et qu'elle devient une nouvelle source de faiblesse. D'ailleurs, les sels âcres et volatils de ce topique aiguillonnent trop vivement les différens systèmes, et ont une action trop puissante sur la partie glutineuse des fluides, pour ne pas les disposer à la dissolution, qui a déjà tant de tendance à s'en emparer, et ne pas la compléter par un séjour plus prolongé, si elle avait commencé à se développer.

Vers le milieu de la maladie, lorsqu'elle aurait facilement cédé dans son principe, et qu'on lui a laissé le temps de faire des progrès, si la constitution a pu lui résister pendant quelques jours, de manière à ce qu'elle puisse encore admettre des secours, et qu'on lui en oppose alors de convenables, ils peuvent bien entraver la marche des symptômes; mais, quelle que soit leur vertu, il est impossible qu'ils les arrêtent de suite. Il arrive assez fréquemment que la tête s'engage durant l'intervalle qu'ils mettent à les vaincre. L'engorgement qui se fait dans ce cas au cerveau, du 7.e au 8.e jour, devient bientôt mortel, si on ne le détourne pas, en couvrant la tête d'un large emplâtre taillé en forme de calotte. Ce moyen est quelquefois assez puissant pour dissiper l'orage qui se forme, en forçant les méninges à une sorte de réaction, par l'irritation vive qu'il produit sur la peau, et qui se communique en peu de temps à ces membranes, tandis qu'il soutire au-dehors les humeurs qui cherchent à se fixer.

Mais dans un accident aussi grave, et qui exige un concours d'efforts, il serait trop dangereux d'espérer la guérison de leur application sur un seul endroit, pour qu'on puisse s'y borner. On doit donc, afin de généraliser le spasme qui l'a provoqué, et d'exciter sur les extrémités inférieures une dérivation qui diminue d'autant les effets de l'irruption cérébrale, en mettre un à chaque gras de jambes, et envelopper en même temps les pieds de sinapismes. Il est nécessaire alors de faire suppurer les vésicatoires, qu'on ne lève qu'après leur entière opération, sans avoir rien à redouter de la dissolution, parce que le principe délétère ayant perdu à cette époque la plus grande partie de sa malignité, fait pour ainsi dire rentrer cet état dans la classe des cas ordinaires. On continue à donner sans relâche les remèdes, tant pour l'empêcher de se réveiller, que pour soutenir les forces, et rendre les redoublemens qui suivent moins formidables.

Il est pourtant encore des circonstances qui contraignent à recourir aux vésicatoires à la fin de la maladie : c'est lorsqu'elle résiste aux purgatifs et à l'opiat n.° 8, ou qu'elle est la suite d'une affection d'un autre genre, après laquelle on aurait dû évacuer, ce que son apparition subite n'a pas permis de faire, du moins complètement. Dans ces deux cas, la fièvre est continue, sans exacerbations bien prononcées, et donne lieu, en se perpétuant, à des obstructions qui sont suivies d'épanchemens ou de squirrhes, si on néglige de les employer pour détruire le spasme de la peau, et procurer de cette manière l'issue de l'humeur qui l'entretient et qui paraît logée dans le tissu muqueux. On les conserve alors jusqu'au parfait rétablissement de la santé.

Quant à ce qui regarde leur application successive sur diverses parties du corps, dans le dessein de soutenir les forces qui chancèlent, soit qu'on les y laisse assez long-temps pour qu'ils détachent l'épiderme, ou qu'on les ôte auparavant, je ne vois pas de raison pour l'admettre : tout concourt au contraire à la faire rejeter. En effet, si on les y tient assez long-temps pour que l'épiderme en soit levé, quoique la suppuration que donne chaque espace entamé soit peu conséquente, réunie cependant, elle forme un ensemble plus nuisible que leur effet ne peut être profitable, puisqu'elle occasionne une déperdition des sucs nourriciers, déjà insuffisans pour remplir les vues de la nature, et qu'elle l'opprime de plus en plus.

D'un autre côté, si cette enveloppe commune reste intacte, de quelle utilité peut-elle être pour l'objet qu'on se propose? La chaleur est si faible, lorsqu'il n'existe pas une sorte de froid, dans les cas pour lesquels on la conseille, que le lieu où elle se fait change à peine de couleur, bien qu'on les y tienne pendant vingt-quatre heures; leur action est alors si bornée, que, loin de s'étendre à la machine entière, la vessie même n'en est pas affectée, et que les cataplasmes et les boissons nitrées qu'on a coutume de prescrire pour l'en préserver sont non-seulement inutiles, mais infiniment nuisibles aux malades.

Je me suis étendu à dessein sur le traitement de cette espèce, afin de n'avoir plus, en quelque façon, pour les autres, qu'à exposer les indications qui leur sont particulières, et à prescrire des remèdes qui leur soient propres, sans être obligé de revenir à des détails sur ce qu'elles ont de commun.

I.ere OBSERVATION (1).

La première fois que j'ai eu l'occasion d'observer cette espèce en Europe, ce fut au commencement de l'an 10, sur M. Lefèvre, chef de bataillon, chez lequel elle se manifesta après un grand dîner, où il avait mangé avec beaucoup d'appétit. La prostration des forces fut de suite si grande, qu'il fallut le ramener à sa maison à l'appui de deux bras, et le mettre au lit. Appelé dans l'instant même, je le trouvai en supination, avec un violent mal de tête orbitaire, le regard abattu, les yeux rouges, les facultés intellectuelles obtuses et la soif nulle; la langue était vermeille et couverte d'un enduit blanc et ténu; la peau d'un rouge foncé et chaude; le pouls accéléré, élevé, plein et mou; il y avait pesanteur à l'épigastre, anxiétés, défaillances, nausées, et de temps en temps rejet de glaires blanchâtres; les urines étaient rouges, troubles et sans sédiment. Je proposai un vésicatoire entre les deux épaules, le quinquina et le camphre. Cet avis n'ayant point été approuvé, je mis le malade à l'usage d'une tisane vineuse. L'accès commença à tomber après cinq

(1) Si je n'ai pas nommé toutes les personnes qui font le sujet des observations dont je me suis servi, c'est que quelques-unes d'entre elles n'ont pas voulu l'être, et que je ne pouvais pas non plus en nommer d'autres, parce que ne les voyant pas seul, il n'eût pas été convenable de le faire.

à six heures de sa durée, de sorte qu'il était très-modéré le lendemain matin vers les huit heures, où il y eut un autre médecin de convoqué. Je proposai de nouveau les remèdes dont je viens de parler, en prévenant des accidens qui arriveraient, si on négligeait de les donner. Ils furent pourtant encore rejetés, attendu, me dit-on, qu'il n'était pas temps de se servir de pareils moyens. Le prognostic que je portai alors se réalisa : le mal fut si grand vers les dix heures du soir, qu'il m'obligea d'y recourir; mais ils n'empêchèrent pas le redoublement d'être à-peu-près ce qu'il aurait été sans eux. Il parut des vomissemens de matières crues et jaunes; la peau se plomba; le pouls devint plus vîte, moins élevé et plus mou; le ventre se météorisa; il y eut oppression, et pendant la plus grande partie du paroxisme, un délire obscur qui s'étendit jusques vers son milieu, et qui fut suivi d'une éruption exanthématique urticée. Ce malade ayant pris du quinquina, du camphre et du vin en aussi grande quantité qu'il est possible de le faire, le second redoublement fut beaucoup moindre : ce mieux alla toujours en augmentant, et il entra le huitième jour en convalescence. Elle fut longue, car il n'avait pas recouvré toutes ses forces cinq semaines après, époque à laquelle il fut obligé de s'embarquer pour Saint-Domingue, où il est mort.

Il prit l'infusion de dix onces de quinquina, cinq bouteilles de vin de Madère, et quatre de la potion camphrée, pendant les sept jours que dura son traitement.

II.e OBSERVATION.

M. Barreau, instituteur, âgé de 45 ans, et d'un tempérament moyen, s'était couché, il y a environ cinq ans, jouissant en apparence de la santé la plus parfaite, et fut réveillé pendant la nuit par un mal-aise général accompagné d'une forte fièvre, qui fut suivie un instant après d'accablement et de délire. Prévenu de son état dès la pointe du jour, je me rendis chez lui de suite. Sa figure était d'un rouge plombé, et ses yeux, de la même couleur, avaient leurs vaisseaux injectés. Le regard était abattu; la langue d'un vermeil un peu terne et recouverte d'un limon léger et blanchâtre; le pouls accéléré, très-plein et mou; la chaleur de la peau moyenne; la soif nulle et les urines colorées et troubles. Il avait, en outre, de grandes anxiétés, des défaillances et une pesanteur à la région épigastrique.

III.e OBSERVATION.

Un pensionnaire du même instituteur, âgé de 18 ans, eut, il y a environ dix mois, des symptômes absolument semblables aux siens, dont il eût les premiers ressentimens pendant la nuit, n'ayant rien éprouvé auparavant qui pût en faire soupçonner les approches. Je le vis vers les dix heures du matin, et il était déjà dans l'accablement.

IV.e OBSERVATION.

M. Dubois, âgé de 49 ans, et d'un tempérament très-nerveux, eut à-peu-près dans le même temps, et sans avant-coureur, des accidens pareils à ceux des malades précédens, à l'exception d'un enduit limoneux qui recouvrait la langue. L'attaque commença quelques heures après qu'il se fut mis au lit. Je fus appelé auprès de lui de grand matin. Il était déjà très-faible, et commençait à éprouver de légères défaillances. Ces trois malades, traités comme le premier, ont été parfaitement guéris en cinq jours, en prenant d'abord les remèdes à une dose très-forte, et ensuite à une beaucoup moindre.

V.e OBSERVATION.

Madame Maunoir, âgée de vingt-cinq ans, et d'un bon tempérament, fut attaquée brusquement de cette espèce, il y a neuf mois, au milieu d'une nuit qu'elle passa dans une agitation affreuse. Le matin, sa figure était rouge et légèrement nuancée de jaune; ses yeux avaient leurs vaisseaux injectés, et sa langue était d'un vermeil pâle, et enduite d'un limon presque transparent et safrané. Elle était accablée, avait des anxiétés et point d'altération; son pouls était accéléré, élevé et mou; ses urines rouges et briquetées, et son ventre un peu tendu. Deux jours du même traitement, suivi avec exactitude, lui procurèrent la convalescence, qui fut très-longue, parce qu'elle ne l'avait pas continué assez long-temps.

J'ai encore eu occasion d'en voir quelques exemples, entre autres sur deux personnes âgées de 75 à 80 ans, chez qui l'attaque fut si violente, qu'elles perdirent connaissance dans le premier accès; ce qui nécessita l'application d'un vésicatoire à la nuque; elles furent néanmoins rétablies dans l'espace de huit jours.

ARTICLE III.

Seconde espèce.

Frisson sans avant-coureur, chaleur moyenne, lassitude légère, mal et pesanteur à la tête, douleurs dans les reins et les articulations; pouls accéléré, sans élevation et mou; regard triste, langue humide, rougeâtre, recouverte d'un limon ténu et blanc; urines claires et décolorées; perte de l'appétit, et nulle altération.

Second jour, mêmes symptômes; mais plus de faiblesse et de dégoût. Le troisième jour, le paroxisme est très-violent, sans frisson, précédé d'une nuit fatigante, et accompagné d'un mal de tête affreux, qui occupe le plus souvent le devant de la tête et les orbites, de douleurs dans les articulations et les lombes, d'accablement, d'inquiétudes et d'un léger délire. Le regard est abattu et la langue enduite d'un limon sale. Il y a pesanteur à la région épigastrique, nausées, et par intervalles, vomissement de couleur cendrée, et ensuite de matières crues d'un jaune sale; météorisme et sécheresse du ventre. La peau est terne, et sa chaleur peu augmentée; le pouls accéléré, assez élevé et souple; les urines décolorées, et les douleurs dont il a été fait mention un peu plus fortes.

Le quatrième jour, continuation et augmentation dans les accidens. Le cinquième jour, prostration des forces; langue, gencives et lèvres fuligineuses; chaleur de la peau, qui est moite, tombée; pouls précipité, faible, sans dépression bien notable, avec quelques intermittences. La soif, qui n'a pas été remarquable pendant la maladie, ne l'est pas davantage à cette époque; mais il y a de l'oppression; le hoquet a lieu de temps en temps; le délire est plus profond; les vomissemens, qui ont changé de nature, sont brunâtres; la quantité des urines n'est plus la même; les malades s'agitent et ont des défaillances. Le sixième jour, état à-peu-près semblable, si ce n'est que la peau commence à être grasse, et que le ventre s'ouvre pour donner des selles puantes : elles sont noires et infectes le septième jour, et deviennent plus abondantes. Le ventre est ballonné, les urines rares et plombées, les agitations extrêmes; le hoquet, qui venait auparavant par quintes, presque continuel, et les sueurs froides. Enfin, les défaillances se succèdent, et la mort, qu'ont précédée ses symptômes précurseurs, arrive à la fin du paroxisme, pendant lequel le corps se couvre de taches brunes. Elle se prolonge pourtant quelquefois, mais rarement, jusqu'au dixième jour.

Cette espèce est ordinairement le partage des hommes faibles, et qui n'ont pour soutenir un grand travail qu'une nourriture insuffisante : elle l'est aussi de ceux qui ont été préparés par les remèdes généraux, dans le dessein de prévenir la maladie ou d'en diminuer le danger, dans le cas où elle viendrait à paraître.

D'après ce qui a été dit pour la première espèce, il serait superflu d'insister sur le traitement de celle-ci, qui comme elle, exige, qu'on recoure de suite aux remèdes qui sont absolument les mêmes. Si cependant on est appelé le premier jour, on y donne par préférence le quinquina en poudre, parce que cette préparation est reconnue la plus efficace pour s'opposer aux paroxismes subséquens, et que les malades, qui jouissent encore de presque toute l'intégrité de leurs forces, la supportent avec facilité. Il est prudent, au contraire, de se servir de son infusion le second jour, à moins que ce ne soit à son commencement ; car la faiblesse est déjà trop considérable à sa fin pour qu'on puisse raisonnablement croire qu'il ne sera pas rejeté. Au reste, de quelque manière qu'on l'ordonne, il faut toujours donner du vin immédiatement après, et en accompagner l'usage de celui de la potion camphrée.

Ces secours sont les seuls qu'elle demande, si l'atonie, dont quelques sujets sont menacés, n'engage pas à leur adjoindre la teinture d'Huxham, dont il est toujours prudent de ne pas se passer le troisième jour. Après cette époque, le péril est urgent; mais si l'on attend la terminaison du quatrième, il est rare que tous les efforts de l'art n'échouent pas; ce qui n'est cependant pas un motif pour négliger les malades, et encore moins pour les abandonner. Les remèdes, n'en eussent-ils sauvé qu'un seul dans une semblable circonstance, ce serait un crime de ne pas redoubler de soins auprès d'eux. Il y aurait d'ailleurs trop d'inhumanité à se conduire ainsi, puisque ce serait les livrer au désespoir le plus cruel, celui de se voir délaissés. Les vomissemens et le hoquet se combattent avec l'épithème n.° 6 et la mixture saline n.° 1. Mais, je le répète, il reste si peu de ressource alors, qu'il y aurait de l'aveuglement à compter sur la guérison.

I.re OBSERVATION.

M....., pensionnaire chez M. Barreau, d'un tempérament délicat, et âgé de 14 ans, avait déjà eu un accès de fièvre précédé de frisson, lorsque je fus appelé auprès de lui. Il était faible, avait mal à la tête, et des douleurs dans les articulations et les lombes. Son pouls était accéléré, peu élevé et souple; son regard abattu, etc. Il avait, en un mot, tous les symptômes qui désignent l'espèce présente. Je le mis de suite à l'usage du quinquina en infusion, de la potion camphrée et du vin; ce qui ne l'empêcha pas d'avoir un fort redoublement le lendemain. Le suivant le fut moins; le quatrième fut très-modéré, et le cinquième, qui fut le dernier, à peine sensible.

II.e OBSERVATION.

Madame Dubois était au milieu du troisième jour, et du fort redoublement qui avait commencé d'avoir lieu pendant la nuit. Je la vis le matin : elle était très-accablée, et avait un mal de tête considérable et pesant, le regard abattu, la langue couverte d'un limon sale et épais, et se plaignait de douleurs dans les articulations et les reins, d'oppression épigastrique, et avait enfin les symptômes attachés à l'espèce dont je parle. Elle fut obligée de prendre pendant sept jours le quinquina et les autres remèdes, dont les doses furent diminuées dès le troisième jour.

III.e OBSERVATION.

M. Moulin, courtier, d'une constitution délicate, et âgé de 44 ans, était à son second jour de fièvre et très-faible; et indépendamment des douleurs dont j'ai parlé, et qui sont ordinaires à cette espèce, il en ressentait encore dans le bas-ventre. Même traitement, et guérison le quatrième jour.

IV.e OBSERVATION.

M. Delahaye, âgé de 55 ans, et assez fort, était au commencement de son troisième jour, et très-accablé; la nuit qui avait précédée avait été fatigante. Son regard était morne, sa langue limoneuse et sale; son pouls accéléré, un peu concentré et faible. Il se plaignait d'un violent mal de tête orbitaire, d'un poids sur l'estomac et de douleurs dans tous les membres; il avait quelques nausées, le ventre tendu, et les urines décolorées.

Même traitement, et guérison complète en cinq jours. Deux de ses enfans, sur quatre qui demeurent avec lui, furent attaqués incontinent après d'une fièvre semblable, qui, prise de suite, fut entièrement dissipée en trois jours.

ARTICLE IV.

Troisième espèce.

Elle commence par une indisposition et une sorte de faiblesse que les malades, qui prétendent ne pas l'être, ne savent à quoi attribuer. On observe cependant de l'altération dans leur pouls, qui n'a pas la force qu'il devrait naturellement avoir; et pour peu qu'ils le soient depuis quelque temps, en les questionnant bien, on découvre, par des frissonnemens qu'ils se rappellent avoir éprouvés, et qui ont été suivis d'une petite augmentation de chaleur, qu'ils ont eu des accès de fièvre, si légers à la vérité, qu'ils n'avaient pas fixé leur attention.

Les choses subsistent ainsi pendant un certain nombre de jours, durant lesquels néanmoins les accès, qui deviennent graduellement plus forts et plus prolongés, rendent la fièvre visiblement continue. Les malades cessent alors d'être tranquilles sur leur position; leur sommeil, troublé par des rêves pénibles, les fatigue beaucoup; ils se plaignent de lassitudes, et éprouvent des douleurs de reins et un mal de tête, qui est plus notable lors des redoublemens, qui leur laissent, lorsqu'ils sont passés, un sentiment de pesanteur dans la dernière partie. L'appétit est nul, quoique la langue ne présente aucun signe de saburre. Elle est seulement recouverte d'un limon cendré, rarement jaunâtre, peu dense, au travers duquel perce sa couleur, qui est d'un rouge pâle.

Le moment arrive enfin où ils ont un fort paroxisme, précédé d'un frisson bien marqué, et suivi d'une faiblesse générale et de langueur à l'épigastre. Ils ne peuvent plus rester levés, et se tiennent couchés sur le dos. Le mal de tête est fort, et le plus souvent orbitaire; les yeux pesans, et la cornée un peu jaune. La peau, qui est sèche, n'a qu'une chaleur médiocre; le pouls, concentré et accéleré, n'a plus sa réaction ni sa vitalité naturelles. La langue est humide, avec un enduit épais et d'un jaune sale; la soif moyenne; les urines claires et décolorées, et le ventre un peu tendu.

Le lendemain, même état, sans augmentation bien notable; mais le troisième jour est alarmant. Le regard est morne, les yeux ternes, et les facultés intellectuelles, qui n'avaient pas paru jusqu'à ce moment affectées, baissent, et le délire se montre par instant dans le fort de l'exacerbation. Les malades, accablés, ne manifestent pas une grande inquiétude : la peau, devenue moite, a une chaleur désagréable au toucher; le pouls est précipité, faible et très-concentré; il y manque de temps à autre une pulsation, surtout chez les enfans et les personnes avancées en âge. Il y a oppression épigastrique, des défaillances, et communément des vomissemens glaireux d'un blanc sale, principalement lorsqu'on boit et qu'on ne l'a pas fait depuis quelque temps. Il leur en succède bientôt qui sont bilieux, crus et brunâtres, lesquels ne tardent pas à être suivis de déjections de même nature et puantes. Ces deux sortes d'évacuations sont assez fréquemment simultanées dans la suite. Le hoquet a aussi lieu par intervalles : la langue brunit, le ventre se météorise, et les urines, dont la couleur est plombée, sont en petite quantité.

La maladie continue de s'aggraver en avançant vers son terme. Le délire est plus soutenu, et les rêveries presque continuelles. Il survient des hémorrhagies du nez; les yeux supportent difficilement la lumière; la peau se ternit et les sueurs sont froides; néanmoins, en touchant l'artère pendant un certain temps, le doigt éprouve encore un sentiment de chaleur qui se soutient presque jusqu'à la mort. Le pouls, très-affaibli, se concentre de plus en plus, et les urines, extrêmement rares, se suppriment quelquefois. Les gencives et les lèvres se noircissent, ainsi que la langue, qui se gonfle. Les malades éprouvent une certaine difficulté à la mouvoir dans les momens mêmes où ils conservent leur connaissance. Des matières noirâtres sont rejetées par la bouche et par les selles : celles-ci, noires vers la fin, abondantes et fétides, achèvent d'épuiser les forces. Les défaillances, les angoisses, un hoquet continuel, et les autres accidens précurseurs de la mort, viennent enfin terminer la vie, qu'ils perdent du cinquième au septième jour, à dater du moment où les symptômes, qui se sont développés ont cessé d'en imposer sur le danger. Il est rare qu'ils poussent plus loin leur carrière; et alors ils ne doivent ce prolongement d'existence qu'aux remèdes actifs qui les ont soutenus. Les cadavres se couvrent de pétéchies après la mort, si, contre l'ordinaire, il n'en a pas paru auparavant.

Cette espèce est fréquente parmi les matelots qu'on retient à bord des bâtimens, où ils travaillent dans les cales pendant le déchargement. Là, ils respirent un air étouffé, et sont continuellement en sueur. Outre les grandes fatigues qu'ils y éprouvent, ils sont encore sujets aux suppressions de la transpiration, auxquelles ils sont exposés à chaque instant, parce qu'ils se trouvent à tout moment dans la nécessité d'en sortir pour monter sur le pont.

Il suffit, pour la cure de cette espèce de fièvre, lorsqu'on la reconnaît avant qu'elle se soit montrée à découvert, et qu'elle ait pris un caractère de malignité bien décidé, de donner quelques doses de quinquina et du vin. Si, au contraire, on attend qu'elle parvienne à ce terme, il faut employer de suite les remèdes indiqués pour les précédentes, et en faire un choix analogue aux circonstances; car il n'y a plus rien à attendre des secours de l'art trois jours après qu'elle a commencé à se déclarer ce qu'elle doit être dans la suite.

Article V.

Quatrième espèce.

Premier jour, accès précédé d'un léger frisson et accompagné de fortes douleurs de tête, des lombes et de toute la capacité du bas-ventre; le regard est abattu; la langue enduite d'un limon grisâtre et sale; la peau médiocrement chaude, un peu âcre au toucher et nuancée de jaune; le pouls accéléré, enfoncé, diuruscule; la soif modérée; les urines ternes et claires, et le ventre tendu et sec. Les malades éprouvent en outre beaucoup de faiblesse, un serrement à la région cardiaque, des anxiétés et du dégoût.

Ces symptômes continuent en se relâchant, sans qu'il y ait néanmoins une grande diminution des douleurs, jusqu'au redoublement qui suit, lequel a lieu le lendemain, et n'a guères plus d'intensité que celui de la veille. Le troisième jour, les accidens ont considérablement augmenté; les douleurs sont très-vives; la peau, jaune et plombée, est plus chaude, le pouls plus prompt, la langue plus chargée et son enduit brunâtre, le ventre météorisé, et les anxiétés plus grandes.

Le quatrième jour, situation à-peu-près la même, mais accablement, agitation et une sorte de désespoir causé par la continuation des douleurs.

Les personnes d'une constitution médiocre, avec un tempérament bilieux prédominé par le sanguin, qui se nourrissent bien, et font peu d'exercice, y sont plus particulièrement sujettes.

Je n'ai vu que trois malades attaqués de cette espèce, et tous ont été guéris le septième jour, quoique je n'eusse commencé à les visiter que le deuxième. N'ayant point eu l'occasion d'en voir d'autres, j'ignore quelle aurait pu être sa marche dans la suite ; mais, à en juger par analogie, et en considérant la longueur de la convalescence et la difficulté que les forces ont à recouvrer leur intégrité, tout me fait présumer que, dépendant d'une cause semblable à celle qui donne lieu aux autres, quoiqu'elle affecte de la diversité dans un de ses symptômes, elle a peut-être, quelques jours plus tard, une pareille issue.

A l'exception de la saignée, qui lui est absolument nécessaire, il n'y a rien à changer au traitement que j'ai conseillé pour les précédentes. Elle est du petit nombre, et vraisemblablement la seule où les douleurs conservent encore presque toute leur intensité, lorsque le paroxisme est tombé aussi bas qu'il peut l'être. Mais s'il est indispensable de tirer du sang, on ne doit le faire qu'avec une extrême circonspection, afin d'éviter l'accablement qu'occasionnerait une émission un peu forte : faute très-grave qu'il faut bien prendre garde de ne pas commettre.

On saigne donc pour tirer tout au plus quatre onces de sang : cette quantité, quelque médiocre qu'elle est, suffit communément pour emporter les douleurs; et si elles ne cessent pas entièrement par son effet, elles ne résistent pas à une seconde saignée, qui ne doit pas excéder la première, et que l'inspection du sang qui coule porte au contraire à faire plus faible, parce qu'il n'a pas la consistance et la couleur qui lui sont naturelles. Cette indication une fois remplie, la fièvre se trouve réduite à l'état des autres du même genre, et cède aux mêmes moyens curatifs.

La première fois que j'eus l'occasion de l'observer, les douleurs ne m'arrêtèrent pas. Je crus qu'elles se dissiperaient comme elles ont coutume de le faire dans les autres espèces, et je la combattis avec les remèdes ordinaires. Ce ne fut que le quatrième jour que leur obstination me les ayant fait juger essentielles, je me décidai à tenter la saignée, dont j'usai, d'après mes principes, avec la plus grande discrétion.

Article VI.

Cinquième espèce.

Pendant quelques jours, fièvre légère précédée de petits frissons dont les malades ne parleraient point, mais de l'existence de laquelle il est facile de s'assurer par les questions que la prudence exige qu'on fasse dans tous les cas. Ils n'en datent le commencement, comme cela arrive à plusieurs médecins, que du moment où ils ont eu un accès bien marqué; et celui qu'ils ont est si violent, qu'il les contraint à demander de suite du secours. Ils en sont accablés : le visage est changé, le regard triste et abattu, et la tête lourde, mais peu douloureuse; la peau n'a qu'une chaleur moyenne; le pouls est accéléré et souple, avec une certaine élévation; la langue enduite d'un limon jaunâtre et tirant sur le brun, et la soif presque nulle. Il y a défaillances, et quelquefois rejet par le vomissement, de glaires qui sont d'un blanc sale; le ventre est tendu, et il n'est pas rare de lui voir donner alors des selles faciles, plus claires qu'épaisses, si l'on en excepte les premières, chargées d'excrémens travaillés avant l'irruption de la maladie bien décidée : les urines sont ténues et pâles.

Le lendemain, augmentation peu notable de ces accidens. Le troisième jour, prostration des forces, oppression épigastrique, anxiétés, défaillances, délire, dans le fort du redoublement, et le plus communément mal de tête considérable. La chaleur de la peau, qui commence à se plomber, n'est pas au-dessus de la naturelle; le pouls est vîte, faible et légèrement concentré; la langue plus chargée, brunâtre, et le ventre météorisé. Il y a encore des vomissemens de matières verdâtres tirant sur le brun; des selles crues, brunes, de mauvaise odeur, et qui se modèrent à mesure que le relâchement arrive, ce qui est opposé à ce que l'on voit dans les fièvres inflammatoires, et dans celles d'un genre différent de celui de la nôtre.

Continuation de ces symptômes le quatrième jour, pendant lequel la machine s'affaiblit de plus en plus. Le cinquième, affaissement, agitation, changement de place à chaque instant; coucher pour l'ordinaire sur le ventre; délire soutenu et presque continuel; le visage se retire; la peau est froide, moite et grasse; le pouls précipité, débile, très-concentré, avec des intermittences; la langue, les gencives et les lèvres se noircissent; les urines sont rares et les vomissemens plus fréquens, ainsi que les selles, qui sont noires, abondantes et fétides; le hoquet paraît bientôt, et les malades perdent entièrement la tête; ils rêvassent, gesticulent, et sont oppressés; ils succombent enfin du septième au neuvième jour, et n'atteignent que rarement ce dernier terme, à moins que la vitalité n'ait été bien soutenue depuis le quatrième ou cinquième redoublement bien notable, époque où la pratique ordinaire, après avoir perdu le temps à administrer les remèdes généraux, commence à mettre en usage ceux qui, donnés plutôt, eussent probablement réussi.

Les jeunes gens d'une constitution faible, surtout lorsqu'ils n'ont pas une conduite régulière, y sont le plus sujets.

Il n'y a rien à ajouter, pour le traitement de cette espèce, à ce que j'ai dit dans les généralités. Prise dans son principe, le quinquina administré en poudre ou en infusion, conjointement avec la potion camphrée, a bientôt rétabli les malades. Elle ne réclame quelques-uns des autres remèdes déjà mentionnés que lorsque leur état a été méconnu d'abord, ou qu'ils n'ont appelé un médecin qu'après le premier grand accès.

I.ère Observation.

La domestique de madame Gandillon vint me consulter, après avoir été quatre à cinq jours dans un état semblable à celui qui est exposé plus haut. Voyant à son pouls qu'elle était plus malade qu'elle ne se l'imaginait, je lui donnai le conseil de retourner chez sa maîtresse, où je lui promis d'aller la voir; ce qu'elle fit. Mais il s'était à peine passé une heure, qu'on m'envoya chercher. Le premier fort redoublement venait de s'en emparer comme je l'avais pressenti, et il était si violent, que le ventre s'était ouvert et avait donné des selles brunâtres. J'eus recours à l'instant même au quinquina en infusion, au vin et à la potion camphrée.

Le lendemain fut alarmant par l'agitation où elle se trouva pendant les trois ou quatre heures de la plus grande force du paroxisme. Cette agitation était en partie provoquée par l'usage du camphre, qui produit souvent cet effet sur les personnes dont les nerfs sont très-irritables, ce dont j'avertis ici, de peur qu'un pareil état, dans une semblable occurence, attribué à une autre cause, n'occasionne des inquiétudes. Je fis diminuer en conséquence la dose de ce remède, que sa sensibilité me força à bannir tout-à-fait du traitement, lorsqu'il ne me parut plus indispensable. Celle des autres avait commencé à l'être le quatrième jour, et ils furent tous cessés le sixième.

II.e Observation.

Je reconnus cette espèce chez la domestique de M. Baron, avocat, avant la déclaration du grand accès, qui eut lieu, quoiqu'elle eût pris du quinquina la veille, et qui fut assez fort pour que je crusse devoir lui prescrire du camphre, dont elle fit usage pendant deux jours seulement. Celui du quinquina fut continué jusqu'au sixième, après le grand redoublement, époque à laquelle elle était parfaitement bien. Je fais observer que cette fille, qui était sujette avant sa maladie à de violentes douleurs d'estomac et à des tiraillemens dans cette partie qui les remplaçaient, a été délivrée, par l'usage du quinquina, des uns et des autres, ainsi que de flueurs blanches habituelles, qui n'étaient vraisemblablement que le résultat du mauvais état de ce viscère.

CHAPITRE IV.

Des espèces qui attaquent plus généralement les créoles et ceux qui sont acclimatés.

ARTICLE PREMIER.

Première espèce.

Elle n'attaque guères que les personnes d'un tempérament robuste, et rarement celles qui ont passé cinquante ans. Il n'en est point de plus propre à induire en erreur le médecin, d'autant plus malheureux, qu'elle se présente d'abord avec un caractère phlogistique, en apparence bien prononcé, d'après lequel il établit son traitement, et qu'il ne s'aperçoit de sa méprise que lorsqu'il n'est plus temps de revenir sur ses pas. C'est donc ici que la connaissance si rare du pouls est essentielle, pour ne pas confondre des symptômes qui sont nerveux avec ceux qui ont pour cause une diathèse inflammatoire.

En effet, le premier accès, qui se déclare brusquement, est si terrible, qu'il force, par sa violence, le malade à se coucher de suite. Etendu dans son lit avec un mal de tête affreux et lourd, il se plaint de douleurs dans tous les membres, et le plus souvent d'une qui est fixe, et quelquefois aussi vive que celles qu'occasionnent les rhumatismes les plus aigus. Elles se relâchent les unes et les autres en même temps que la fièvre. Les yeux, qui sont rouges et mornes, ont leurs vaisseaux injectés, et supportent difficilement la clarté du jour; la soif est inextinguible, et les boissons acides vivement desirées, ne la calment pas; la langue est vermeille et couverte d'un limon blanc si léger, qu'il est à peine remarquable; la peau, qui est brûlante, a quelque chose d'âcre, et l'on observe dans sa couleur, qui est plus rouge qu'elle ne l'est naturellement, une nuance jaunâtre. Le pouls est prompt, gros, élevé et ferme, sans cependant être dur; le ventre, un peu tendu, est resserré. A un sentiment de pesanteur à la région épigastrique sont jointes beaucoup d'agitations et d'angoisses. Les urines sont rouges et claires, ou briquetées et sans dépôt.

Ces symptômes se maintiennent pendant trois ou quatre heures, durant lesquelles on aperçoit un délire obscur. Ils tombent ensuite insensiblement, de manière que lorsqu'il s'en est écoulé huit ou dix la fièvre est très-modérée. Il survient alors des sueurs qui disparaissent bientôt après avoir procuré un calme imparfait, et il ne reste plus qu'une forte émotion dans le pouls, une fatigue générale et une pesanteur à la tête.

Le lendemain, redoublement plus prolongé, sans un changement bien notable, qu'une faiblesse plus grande. Celui du troisième jour est d'une violence extrême, et accompagné pendant plusieurs heures d'un délire plus marqué et d'une soif indicible; il jette le malade dans l'accablement. Celui du quatrième est moins fort que le précédent, avec lequel celui du cinquième a beaucoup de rapport, si ce n'est que le délire est plus profond et la soif moins intense, et qu'il survient, après qu'il est terminé, une sorte de tranquillité qui pourrait en imposer sur la réalité du danger, si l'accablement n'était pas excessif.

Ces redoublemens ont fait faire les plus grands progrès à la maladie; la langue est devenue fuligineuse; les malades se sentent gonflés et ont de vives inquiétudes; le délire est presque continuel pendant le paroxisme suivant; les douleurs et l'altération se font à peine ressentir, et lorsqu'il est passé, il existe un calme trompeur,

Tout est visiblement désespéré le septième jour : le pouls tombe, devient faible et précipité ; la peau est moite et sans chaleur ; le hoquet paraît, et le ventre commence à s'ouvrir pour donner des selles aqueuses, noires et fétides. Le délire, qui n'a pas abandonné les malades, se termine vers sa fin par une irruption au cerveau qui cause bientôt la mort, que précède une forte agonie, durant laquelle le corps se couvre dans plusieurs points de tâches noirâtres.

Si jamais la saignée a paru indiquée, c'est certainement dans cette espèce, quoiqu'il n'y en ait peut-être pas une seule, où elle soit aussi meurtrière. On ne l'y pratique néanmoins que trop communément, et toujours au risque de la vie des malades. Ils en reçoivent, à la vérité, un soulagement momentané ; mais le meilleur être dans lequel ils se trouvent, et la rémission des symptômes qui s'ensuit promptement, leur deviennent bien funestes, en engageant à la réitérer. Ce mieux apparent, qui se soutient jusqu'au prochain paroxisme, disparaît ensuite, et les laisse dans un affaissement qui rend leur état désespéré.

Il semblerait cependant, au premier coup-d'œil, qu'en enlevant ainsi à la nature une partie des moyens de réaction qui lui sont nuisibles, que l'on agit suivant des vues conformes à ce que j'ai moi-même avancé. Mais si l'on veut bien se rappeler que l'orgasme qui produit cette fièvre est purement nerveux et excité par un principe délétère, qui, d'irritant qu'il est d'abord, devient bientôt sédatif; et si l'on fait en outre attention que la plénitude du pouls dépend d'une raréfaction morbifique, on sera persuadé par la faiblesse, qui est le résultat de cette pratique, qu'on a porté un coup mortel à la constitution, et que l'affaissement doit nécessairement la suivre. Les malades y tombent en effet comme je l'ai dit, n'ont plus de forts redoublemens, et sont, pendant les quatre à cinq jours que les symptômes emploient à s'aggraver et à préparer la dissolution, dans une tranquilité en apparence stoïque, mais au travers de laquelle on voit percer des signes de la plus profonde inquiétude (1).

(1) Je ne puis concevoir qu'on a pu saigner des personnes attaquées de cette espèce, ainsi que de la première du chapitre précédent (à plus forte raison celles attaquées des autres espèces), sans qu'elles aient succombé, à moins que ce n'ait été le premier jour où la dissolution n'avait pas commencé à se développer, et encore a-t-il fallu qu'elles fussent très-fortes et d'un tempérament éminemment sanguin, et qu'on leur ait donné immédiatement après les remèdes les plus actifs et le mieux appropriés à la maladie.

Après cette époque, le délire commence à paraître dans le fort des paroxismes, qui ont lieu deux et trois fois par jour, et qui se prolongent à mesure que la maladie approche de sa fin. La peau est moite et grasse, le ventre météorisé; et les intestins, qui ont peu-à-peu perdu leur ressort, laissent échapper des selles liquides, brunes, et ensuite noires. Elles sont, par leur fétidité, un signe non douteux de l'inutilité des remèdes qu'on a donnés depuis les saignées, et que la gangrène s'est emparée de ces parties. Cette terminaison, moins prononcée lorsqu'on s'abstient de tirer du sang, est sans doute une preuve suffisante du danger de l'émission de cette liqueur, et de la précaution qu'on doit prendre pour l'éviter.

Les rafraîchissans, qui sont à la vérité moins à craindre dans cette espèce que ne l'est la saignée, y sont pourtant presque aussi préjudiciables, vu la facilité avec laquelle les humeurs y dégénèrent.

Puisqu'il en est ainsi de ces remèdes, c'est donc à ma méthode qu'il est instant d'en venir, et qu'il faut suivre exactement. Quoique les forces soient encore intactes au premier accès, l'altération excessive y fait une loi de prescrire l'infusion de quinquina, pour l'empêcher de s'accroître. Elle compose, avec la potion camphrée, la boisson des malades, auxquels on donne cependant quelques cuillerées de vin pur dans l'intervalle de leurs doses. On éloigne avec le plus grand soin les autres liquides, l'eau surtout, de peur qu'ils ne s'en procurent, en trompant la vigilance des gardes. Ils ont, à la vérité, beaucoup à souffrir de la soif qui les dévore pendant les premiers jours; mais cette altération est bientôt tolérable, et cesse entièrement par le retour de la santé, qui ne se fait pas attendre long-temps (1).

I.ere OBSERVATION.

On peut comparer à cette espèce le cas suivant. Quoique je n'aie visité la malade qu'il concerne que le sixième jour, l'identité m'en est aussi parfaitement acquise que si je l'avais vue dès le premier, tant étaient intelligentes les personnes qui en prenaient soin, et auxquelles j'ai fait les questions nécessaires pour m'en assurer.

Elle avait environ cinquante ans, et était d'une forte

---

(1) La soif commence à être supportable dès le troisième jour, est peu conséquente le quatrième et le cinquième, ou au plus tard le sixième, les malades sont guéris. On se gardera bien de les rafraîchir pendant la convalescence, sous le prétexte qu'un pareil traitement les a échauffés; faute que l'on commet alors par un manque de connaissance du vrai caractère de cette fièvre, et qui occasionne le plus souvent des rechûtes. Cette règle doit être la même pour toutes les autres espèces.

constitution. L'invasion avait été brusque, et, dans le même instant, la soif considérable, le mal de tête affreux, la fièvre violente et accompagnée d'un léger délire. On me dit en outre que les urines avaient été rouges et troubles. On lui avait appliqué deux fois les sangsues au siége. Elle avait pris des bains, avait été largement rafraîchie, et était tombée dans l'affaissement le troisième jour, qui était le lendemain de la seconde application des sangsues.

Lorsque je la vis, il n'y avait plus d'altération; la peau était moite et sans chaleur; le pouls accéléré, faible et un peu concentré; la langue enduite d'un limon brun foncé, et le ventre tendu. Elle n'allait à la selle que par le moyen des clystères, était en suppination, et dans un état de prostration de forces complète, éprouvant beaucoup d'anxiétés, de l'oppression, et ayant du délire dans le fort des redoublemens qui avaient lieu deux fois par jour.

Je ne jugeai pas à propos de me charger de son traitement, dont le succès était plus que douteux, surtout parce qu'on paraissait exiger de moi ce qu'un honnête homme ne doit jamais promettre. Elle mourut à la fin du huitième jour, pendant lequel le cerveau se prit entièrement, après avoir laissé aller sous elle, et avoir eu le corps couvert d'une sueur froide et grasse.

II.e OBSERVATION.

Je fus appelé à-peu-près dans le même temps pour un autre malade environ du même âge que le précédent, et d'un tempérament robuste. Il était au septième jour de sa maladie, et avait eu les symptômes de l'espèce décrite dans cet article. On l'avait saigné deux fois, purgé une, et beaucoup rafraîchi. Il respirait avec peine, tant étaient grandes la faiblesse et l'oppression dans lesquelles il se trouvait. Des sueurs d'excrétion épaisses couvraient son corps, et les urines étaient supprimées. Il mourut le lendemain, le corps couvert de pétéchies en plusieurs endroits.

Si ces deux observations ne paraissent pas suffisantes pour constater l'existence de cette espèce dans nos climats, les suivantes en seront au moins une preuve non équivoque.

III.e OBSERVATION.

Madame Gauby était au troisième jour de sa maladie lorsqu'elle me fit appeler. Depuis son commencement elle éprouvait de grandes douleurs dans toute la capacité du bas-ventre, et dans différentes parties du corps, dont une très-violente occupait en entier l'extrémité supérieure droite. Son visage était d'un rouge foncé; les vaisseaux des yeux, qui étaient de la même couleur, injectés; la langue vermeille et couverte d'un limon ténu et blanchâtre; le pouls accéléré, élevé et diuruscule; les urines rouges, troubles et sans dépôt. Elle avait de l'oppression à l'estomac, des anxiétés, une soif considérable, et beaucoup d'accablement. Comme cette dame a les nerfs très-sensibles, et qu'elle était sujette avant sa maladie à de fortes coliques qui avaient fréquemment lieu, je crus convenable de lui prescrire pour le moment une potion calmante, à prendre par cuillerées, et quelques verres d'une tisane adoucissante, et d'attendre au lendemain, où je lui fis la seconde visite.

Ces remèdes n'empêchèrent point les progrès de la fièvre, dont dépendaient les douleurs ; je trouvai même celles-ci plus fortes, et son état empiré. Je me hâtai alors de lui administrer le quinquina en infusion, le vin de Madère et la potion camphrée. Elle était beaucoup mieux deux jours après, et avait eu pendant la dernière nuit quelques heures de sommeil, quoique la douleur de l'extrémité droite continuât d'être si vive, que la main en était tuméfiée. Je l'avais d'abord regardée comme symptômatique ; mais, voyant qu'elle ne cédait pas comme le faisaient les autres accidens, j'y portai une attention plus particulière, et sa marche, ainsi qu'une certaine fraîcheur que la malade éprouvait dans cette partie, me convainquirent bientôt qu'elle était rhumatismale. Légère en effet durant le jour, elle augmentait au coucher du soleil, pour devenir de plus en plus intense jusqu'au milieu de la nuit, où elle commençait à diminuer, pour être enfin très-supportable au lever de cet astre. Je prescrivis en conséquence de faire tous les soirs des frictions avec un mélange d'huile de palme, de laurier et d'aspic, quantité égale de chacune ; ce qui dissipa entièrement la douleur dans l'espace de cinq jours, temps qui suffit aux autres remèdes pour procurer un rétablissement parfait.

Il est bon d'observer que les douleurs du bas-ventre, auxquelles j'ai dit plus haut que la malade était très-sujette avant qu'elle eût cette fièvre, ont été long-temps depuis sans reparaître. Cet événement, que j'avais annoncé, n'a pas été l'effet du hasard, puisque le quinquina en a opéré, à ma connaissance, plusieurs fois de semblables, dont la plupart ont été permanens.

IV.e OBSERVATION.

Je fus appelé dernièrement pour une malade âgée d'environ 40 ans, et enceinte de huit mois, laquelle était au troisième jour de sa maladie. Elle avait la peau très-chaude, une altération vive, les yeux rouges, le regard abattu, un mal de tête pesant et frontal, de l'oppression à la région épigastrique, des anxiétés considérables, et des douleurs dans le bas-ventre, qui était légèrement tendu. Son pouls était fréquent, plein, un peu élevé et lourd; sa langue vermeille, sans aucune saburre, et ses urines rouges et troubles.

Son traitement avait consisté jusqu'alors en bouillons de veau, tisanes rafraîchissantes et clystères, et elle devait prendre le lendemain médecine ordinaire, à laquelle je fis substituer une solution de deux onces et demie de manne dans un verre de petit-lait; ce qui lui procura trois selles. Le redoublement du quatrième jour s'annonça d'une manière si violente, que je fus obligé de lui prescrire de suite l'infusion de quinquina, la potion camphrée et le vin, qu'on commença à lui administrer dès qu'il eut commencé à tomber. Celui du lendemain fut désespérant. Le sixième jour fut moins mauvais que ne l'avait été le quatrième; et enfin la fièvre et tous les symptômes précités avaient entièrement disparu le huitième, après lequel la malade ne voulut plus entendre parler du quinquina, quelques instances que je fisse pour qu'elle en continuât l'usage. Bien plus, agissant contradictoirement à ce qu'elle venait de faire, elle se mit à celui d'une tisane rafraîchissante qu'on lui conseilla, pour calmer, disait-on, l'irritation qu'avaient dû produire les remèdes chauds que je lui avais donnés.

Elle fut trois jours sans fièvre; mais elle reparut le quatrième avec sa première intensité, et ne céda que le sixième aux moyens ci-dessus, que je lui ordonnai de nouveau, et qu'elle abandonna alors une seconde fois, sans avoir plus d'égard à mes avis qu'elle n'en avait eu la première; ce qui lui attira une seconde rechûte qu'il fallut encore combattre par les mêmes remèdes, qu'elle se trouva dans la nécessité de continuer pendant plus de quinze jours, en en diminuant toutefois graduellement la dose.

J'ai aussi vu un autre malade attaqué d'une fièvre de la même espèce, auquel je fis donner, le troisième jour, le quinquina, le vin et la potion camphrée, qui la firent disparaître le sixième. Mais ayant alors été détourné de prendre ces remèdes, dont je voulais qu'il fît encore usage pour en empêcher le retour, et s'étant rafraîchi, la fièvre reparut le surlendemain. Ce ne fut que lorsque la peau commença à devenir fraîche et à se couvrir d'une petite sueur épaisse, et qu'il s'aperçut que les boissons qu'on lui avait conseillées, loin de diminuer la soif qui le tourmentait, ne faisaient que la rendre plus insupportable, et que le ventre commençait à s'ouvrir (ce que je lui avais prognostiqué), qu'il consentit à suivre mes avis, et à reprendre les médicamens qu'on lui avait fait abandonner. Il fut radicalement guéri dans l'espace de six jours.

Les deux premiers malades, des trois que j'ai perdus à la Guadeloupe, quoique je les eusse vus dans les premiers jours, étaient attaqués de cette espèce. Un d'eux était valétudinaire depuis long-temps, ayant une obstruction considérable à la rate. Indépendamment des accidens qui sont ordinaires à cette fièvre, il avait une douleur vive au côté gauche; une forte toux et un crachement muqueux mêlé de sang; ce qui ne fut pas un motif assez puissant pour me détourner de lui appliquer le traitement que je lui aurais fait si cette complication n'avait point existé, à l'exception cependant du vin, que je lui défendis, et d'un vésicatoire que j'appliquai sur le point douloureux. Le défaut de dureté du pouls qui, dans ces cas, est difficile, ma principale boussole, me fit considérer ces symptômes comme purement spasmodiques, et le succès vint à l'appui de mon sentiment; car le malade était guéri le sixième jour. Il n'avait plus besoin que d'observer un bon régime pour rétablir ses forces: mais s'étant fait peigner le surlendemain dans un courant d'air, il eut à l'instant même une rechûte si terrible, qu'elle l'emporta dans trois jours, malgré tout ce que je pus faire pour le sauver.

L'autre, d'un tempérament très irritable, avait la poitrine faible, et crachait le sang de fois à autre avant sa maladie. Traité dès le premier jour, il se trouva bien le cinquième, et se leva pour sortir et vaquer à ses affaires, ce à quoi je tentai en vain de m'opposer. Il se fit en outre peigner au grand air, et mangea ce jour-là même deux pleines assiettes de soupe grasse. Ces imprudences le firent retomber le lendemain, et comme le traitement auquel je l'avais assujetti lui avait paru dur, il ne voulut pas s'y soumettre de nouveau. Il fit en conséquence appeler un autre médecin, qui entra dans ses vues, et le mit, malgré mes représentations, à l'usage de l'eau de poulet et d'une limonade faite avec l'esprit de soufre. Il mourut le surlendemain.

ARTICLE II.

Seconde espèce.

Elle prélude quelquefois par des frissons et une fièvre presque insensibles, qui subsistent ainsi pendant quelques jours, sans que les malades en conçoivent d'inquiétude. Ils attribuent leur état à un spasme que leur indique un resserrement de cœur. Quoiqu'ils se sentent faibles, et qu'ils n'aient pas leur appétit ordinaire, ils continuent de vaquer à leurs affaires, en se contentant d'observer un certain régime qu'ils croient suffisant pour les rendre à leur ancien bien-être. Le mal cependant fait des progrès, et porte au principe de la vie des coups d'autant plus funestes, qu'ils sont moins apparens. Ils ont enfin un fort accès accompagné de pesanteur à la tête, et d'une grande faiblesse qui les tire de la fausse sécurité dans laquelle ils sont. Le pouls est accéléré, plein et souple, avec une augmentation de chaleur, sans soif bien remarquable.

Dans d'autres cas, soit que les accidens primitifs et cités ci-dessus aient été légers au point de ne pas se faire apercevoir, ou qu'ils n'aient pas réellement existé, son invasion paraît subite. Le premier accès dans ces circonstances, et le redoublement dans les autres, conserve sa force pendant quelques heures, et tout semble alors terminé, quoique la fièvre subsiste toujours. Il ne s'est point encore opéré de changement bien notable dans la situation des malades, si ce n'est qu'ils se sentent comme brisés, et que la tête reste un peu lourde. Tout se prépare pour celui du lendemain, dont la violence et les symptômes décèlent tout le danger. Ils sont abattus et frappés de la position inattendue où ils se voient; ils ont des douleurs dans les membres et aux reins, et se plaignent d'oppression à la région de l'estomac. Si le mal de tête existe, il n'est pas gênant pendant tout le cours de cette espèce, où elle est par continuation pesante. La figure est changée; le regard morne, et la langue est enduite d'un limon grisâtre. La peau, légèrement plombée, n'a qu'une chaleur modérée; le pouls est prompt, gros et mou; les urines claires et décolorées; le ventre tendu, et il y a perte totale de l'appétit.

Troisième jour : augmentation de tous les symptômes, avec des nausées et des crachats épais et d'un blanc sale. Le quatrième, les fonctions sensibles et intellectuelles tombent; l'oppression est plus forte; le hoquet vient par quintes; le ventre commence à s'ouvrir et à donner de petites selles d'un brun clair et de moyenne consistance; et, quoique la qualité des crachats soit la même, il y a par intervalles des vomissemens glaireux. Le cinquième, les selles, qui jusqu'alors n'avaient eu qu'une odeur faible, deviennent puantes; on aperçoit du délire dans le fort des redoublemens, qui sont doubles dans les vingt-quatre heures; les quintes de hoquet se prolongent, et le ventre est ballonné. Le sixième (1), les gencives et les lèvres sont fuligineuses; les selles plus puantes et très-brunes, les urines crues, plombées et rares, et le hoquet plus fréquent; la peau, dont la chaleur est au-dessous de la naturelle, est moite et grasse, et le délire n'est plus alterné que par des intervalles de raison, pendant lesquels les malades ont de grandes anxiétés, et montrent les plus vives inquiétudes. Vers la fin, la tête s'engage entièrement; les vomissemens sont noirâtres, ainsi que les selles, qui ont involontairement lieu. Le visage, légèrement tuméfié pendant la maladie, se boursouffle par l'afflux des humeurs qui s'y portent en même temps qu'au

---

(1) La langue se tuméfie souvent vers cette époque, et la parole en devient embarrassée.

cerveau, le pouls, tombé, se concentre, et est intermittent avec soubresauts des tendons; les malades rêvassent, promènent leurs mains pour saisir des objets imaginaires, ont des étouffemens, râlent et meurent à la fin du septième jour, à dater de celui où les grands accès ont commencé à se montrer. Ils ne passent que bien rarement ce terme pour aller au neuvième.

Le troisième redoublement n'est pas toujours aussi régulier que je l'ai dit, c'est-à-dire, qu'il se dévie quelquefois de la marche qui lui est ordinaire. Cinq ou six heures après son invasion, il en survient un autre, auquel succède un troisième, qui est lui-même suivi à son tour d'un quatrième; de sorte que les malades ont quatre redoublemens pendant le cours naturel d'un seul. Cette série inaccoutumée se continue jusqu'à la mort, si l'on en excepte un des derniers jours, où la faiblesse étant extrême, et le principe vital ayant en quelque sorte besoin de repos pour réagir, il arrive qu'il en manque un ou deux. On observe pendant cet intervalle un mieux si marqué, que, si l'on en jugeait par les apparences seules, on croirait que le mal a cédé comme par enchantement; mais la maladie reprend son cours avec le suivant, qui semble avoir acquis des forces par cette suspension : la tête se perd de suite, et tout se passe pour le reste comme on l'a vu plus haut.

Elle est assez communément le partage des enfans d'un moyen âge, et des hommes robustes et à l'aise qu'un grand chagrin vient d'affecter.

Cette espèce prouve combien il est indispensable de ne rien négliger dans les maladies, dans un pays, et surtout dans un temps où elles doivent toutes inspirer des craintes. Dans le premier cas, les accidens sont, à la vérité, très-légers d'abord, et semblent ne dépendre que d'une simple indisposition, dont on s'imagine que la nature triomphera seule, lorsqu'il est évident dans la suite qu'ils exigent les secours les plus efficaces. Elle fait voir encore l'imprudence qu'il y aurait à en considérer une seule d'une manière indifférente, puisque, lors même qu'elles semblent bénignes, les résultats en peuvent être d'autant plus funestes, que la cause qui y donne lieu agit plus sourdement. Ainsi, chaque fois que la fièvre se déclare, pour peu que l'aspect en soit douteux, et qu'elle continue pendant un certain temps, il est toujours dangereux de s'y fixer, et l'office d'un médecin n'est pas seulement de ne point temporiser dans de semblables occurrences, mais il doit encore chercher à combattre, par tous les moyens qui sont en son pouvoir, les affections commençantes de ce genre : faciles à vaincre dans leur principe, elles ne cedent plus que très-difficilement quand on leur a laissé le temps de s'aggraver, si toutefois elles ne sont pas devenues mortelles dans le moment même où elles se montrent à découvert.

En tenant cette conduite, s'il n'a pas de grandes cures à citer, il a du moins la satisfaction de travailler utilement au bien de ses semblables, et de n'être jamais exposé à recevoir de justes reproches. En différant, au contraire, il doit s'attendre à éprouver bien des malheurs, sans excepter celui, le plus cruel peut-être de tous pour un homme d'une conscience timorée, d'avoir à se dire à lui-même, quand la maladie se démasque, et qu'il n'y voit plus de ressource : *Je ne m'y serais pas attendu.*

Lors donc qu'on est appelé pour visiter un malade, il convient de l'examiner avec la plus rigide attention ; et si l'on est incertain sur le caractère des symptômes qu'on lui remarque, il faut lui prescrire le quinquina, afin de ne rien abandonner au hasard. Par-là on se met à l'abri de leur malignité; et s'il arrive qu'on se méprenne, l'erreur est toujours de peu de conséquence, puisque ce n'est que dans les cas douteux qu'on tient une pareille conduite, et que quelques verres d'une boisson adoucissante l'ont bientôt réparée.

D'après ces principes, il n'est pas possible de se dispenser d'ordonner ce remède dans l'espèce dont il est ici question, à quelque époque que l'on soit, et d'en accompagner l'usage de celui de la potion camphrée, si le premier paroxisme notable a déjà eu lieu. Quant aux autres moyens curatifs, on adapte aux circonstances ceux que l'on juge les plus convenables.

Les redoublemens qui se multiplient dans la journée sont d'un mauvais présage, puisqu'ils annoncent le désordre avec lequel les fonctions s'exécutent. En effet, l'harmonie qui règne entre elles est détruite, et la nature, déconcertée, demande qu'on la rappelle à elle-même, et qu'on régularise sa marche. On se propose ce but, en conseillant l'application des vésicatoires aux gras des jambes, sur lesquels on les met de préférence, dans la crainte que, posés sur les parties supérieures, ils ne déterminent l'engorgement du cerveau, qui n'a déjà que trop de tendance à se prendre. Si par ce secours on ne réussit pas à en faire diminuer le nombre, il n'y a plus d'espoir; car les efforts réitérés, loin de dompter le mal, ne font qu'accélérer la dissolution : elle survient d'autant plus vîte, qu'ils laissent moins de temps pour placer les remèdes, qui, cessant alors d'être pris en suffisante quantité pour remonter les forces, n'ont par conséquent pas assez de puissance pour l'arrêter. D'ailleurs, pour s'opposer à cet effet désastreux, et opérer le bien qu'on en pourrait attendre, ils ont besoin d'une assimilation à laquelle se refusent la faiblesse et le trouble où sont les organes.

Ce serait s'abuser soi-même de croire que les vésicatoires puissent être de quelque ressource dans ce dernier cas, lorsque la tête est une fois engagée, puisque, même en supposant qu'ils aient une énergie suffisante pour empêcher les humeurs de continuer à s'y porter, leur dégénération étant complète, le malade n'en succomberait pas moins, par l'impossibilité où l'on est de les rendre à leur ancien état.

Le troisième des quatre sujets qui sont morts à la Guadeloupe, et que j'ai vus dans le principe de leur maladie, avait une fièvre de cette espèce, qu'il avait contractée d'un de ses enfans qui en avait eu une du même genre avant lui, et qui la communiqua ensuite à trois autres frères qu'il avait, et à leur gardienne. Je vais dire un mot de ces derniers, afin de n'oublier aucune des circonstances qui ont rapport à cet individu.

L'aîné de quatre enfans qu'il avait en fut atteint le premier, et mourut le huitième jour. Elle se déclara deux jours après sa mort chez le cadet, pour lequel je fus appelé au troisième redoublement. On le rafraîchissait, comme on avait fait son frère. Je changeai de suite le traitement, qui fut remplacé par celui qui est indiqué dans les généralités de cet essai, et il fut guéri dans l'espace de huit jours. Les deux plus jeunes, et une négresse qui était leur gardienne, avaient eu, durant cet intervalle, et presque en même temps, chacun deux accès de cette espèce, et tous avaient été rétablis en trois jours. Il paraissait donc évident que les remèdes que j'avais employés étaient bien appropriés à leur état, puisqu'ils avaient été suivis d'un succès aussi prompt, et qu'il eût été imprudent d'en prescrire d'une vertu opposée. On va cependant voir jusqu'où peut aller la prévention, et combien sont inutiles, pour quelques personnes, les leçons de l'expérience. Revenons à ce malade.

Inconsolable de la mort de son fils, il avait été à la campagne pour y chercher des distractions à sa douleur. Ce fut-là que le germe de sa maladie, qu'il avait emporté avec lui, commença à se manifester. Il eut de petits frissons suivis de chaleur, et bientôt de dégoût. Je fus appelé le troisième jour de cette incommodité prétendue, et lui conseillai le quinquina. Mais au lieu d'exécuter mon ordonnance, on lui fit prendre des bains et boire de l'eau de poulet, ce qui augmenta son mal; de sorte qu'il ne tarda pas à avoir un fort redoublement qui le força de revenir chez lui. Je le vis le lendemain au milieu du second, et le mis à l'usage du quinquina et de la potion camphrée, qu'il cessa après en avoir pris quatre doses. Le troisième fut terrible et de courte durée, et fut suivi peu après d'un autre aussi court, qui le fut lui-même d'un semblable et celui-ci d'un quatrième; de manière qu'il eut quatre redoublemens dans les vingt-quatre heures. Il avait cependant repris l'usage du quinquina et de la potion camphrée, qu'il continua pendant deux jours avec exactitude, et qu'on lui fit abandonner pour le mettre à celui de l'eau d'orge et de l'opiat n.° 8. Ces remèdes lui procurèrent des évacuations dont on s'applaudissait, parce qu'elles étaient brunâtres, sans songer qu'étant crues, et par conséquent acritiques, elles ne pouvaient qu'être nuisibles.

Je les voyais avec inquiétude, et ne savais à

quoi les attribuer, ainsi qu'un violent mal de gorge dont il se plaignait; car, en apparence, on n'avait rien changé au traitement. Ce ne fut qu'à l'instant où un redoublement ayant manqué, ce qui arrive quelquefois, comme on a dû le remarquer, que l'on me fit part de ce qui s'était passé. Je mis tout en œuvre pour démontrer le danger de semblables médicamens dans la position où il se trouvait, et particulièrement de l'opiat qu'on avait donné sans en connaître la composition, et je redoublai d'efforts pour engager à profiter du moment de calme qui était survenu, pour donner le quinquina à haute dose. Ce fut en vain : l'opiat fut bien, à la vérité, supprimé, mais l'on persista à faire prendre de l'eau d'orge, afin, disait-on, d'apaiser la chaleur que mes remèdes avaient occasionnée, et qui seule empêchait que la guérison ne fût parfaite. Cette fausse sécurité ne dura pas longtemps. Cinq à six heures s'étaient à peine écoulées, qu'il y eut un redoublement terrible, au début duquel la tête commença à s'engager. Elle le fut entièrement dans les trois suivans, et la mort arriva deux jours après.

Je ne me permettrai qu'une réflexion : c'est qu'il est hors de doute que, si on n'avait pas négligé les avis que j'avais primitivement donnés, cette fièvre aurait été dissipée promptement, ou qu'au moins elle n'aurait jamais eu une fin aussi malheureuse, dans le cas (ce qui n'est guères probable) où les remèdes n'auraient pas prévenu les grands redoublemens.

Article III.

Troisième espèce.

Accès subit bien prononcé, et précédé par un léger frisson auquel les malades font peu d'attention, parce qu'il n'est pas d'une longue durée, et qu'il se relâche au point de devenir bientôt insensible. Le lendemain, accès, ou plutôt redoublement très-fort; visage changé, regard abattu, langue chargée d'un limon blanc et écailleux, soif modérée, chaleur moyenne, pouls accéléré et faible sans dépression, nausées, crachats glaireux, gêne épigastrique, ventre tendu et resserré, urines claires et pâles.

Troisième jour, abattement, oppression, peau moite, pouls vîte et débile; nausées et parfois vomissemens glaireux, surtout quand les malades boivent; selles aqueuses, jaunâtres, petites et rares.

Quatrième jour, prostration des forces, anxiétés, défaillances, langue brunâtre, peau couverte d'une sueur qui commence à devenir froide; pouls petit, concentré, avec des intermittences de loin en loin; météorisme du bas-ventre, selles moins rares, urines en petite quantité, crues et ternes, parfois troubles et sans dépôt; hoquet par intervalles, délire bien sensible au fort de l'accès, diminuant ensuite pour permettre l'entière jouissance des facultés intellectuelles.

Cinquième jour : continuation des mêmes symptômes avec plus d'intensité; les redoublemens sont doubles dans les vingt-quatre heures.

Sixième jour : oppression considérable et affaissement, peau froide, de même que les sueurs, qui sont grasses; assez fréquemment, suppression des urines; délire plus prononcé dans le fort des redoublemens; selles noirâtres et très-puantes; la langue, humide, est brune, de même que les gencives.

Le septième : les malades rêvassent la plus grande partie du temps; la respiration est comme étouffée; les selles sont fétides et noires; le corps se couvre de pétéchies en quelques endroits, et les malades meurent le huitième, ayant paru, dans les momens lucides, attendre avec résignation l'instant fatal.

Quand la cause a été moins grave, ils poussent plus loin leur carrière, et vont au dixième jour, et même au douzième, quand ils sont soutenus. Dans tous les cas, ils commencent à avoir, le cinquième jour, deux redoublemens dans la journée, jusqu'à la fin de la maladie, lesquels s'affaiblissent à mesure que l'énergie vitale s'éteint, et qui sont presque insensibles dans les deux derniers jours, par le défaut de réaction.

Ceux qui parviennent au dernier terme n'ont ordinairement contracté cette fièvre que pour avoir pris beaucoup de rafraîchissans qui les y avaient disposés, et auraient encore pu être rappelés à la vie par des secours bien entendus donnés le septième jour.

Il n'est pas rare aussi de voir les malades tomber, dès le troisième jour, dans l'état où je les ai dépeints le cinquième; et alors la maladie achève de parcourir ses périodes dans le même intervalle; c'est-à-dire, que la mort arrive du 6 au 8; et la seule différence qu'on remarque, c'est que les remèdes sont suivis d'un succès bien plus prompt dans le dernier cas que dans le premier. Lorqu'on les donne le troisième, parce que les symptômes étant parvenus au même point dans un espace de temps plus court, les forces se trouvent moins affaiblies, et la dissolution moins avancée. Cette marche est celle qu'elle affecte le plus souvent en Europe, comme on pourra s'en convaincre par les observations que j'en rapporte.

Elle se montre indifféremment chez toutes sortes d'individus, de tout âge et de tout tempérament. On doit cependant en excepter les phlegmatiques qui y sont plus sujets que les autres.

On doit suivre ici à la rigueur ce qui a été dit dans les généralités, lorsqu'il a été question du traitement, et prescrire de suite le quinquina et le vin. Administrés dans le commencement, ils dissipent cette fièvre en deux ou trois jours au plus; et si on les continue long-temps, ce que je conseille de faire, ce n'est plus que pour rendre aux malades leurs forces primitives, qu'ils ne recouvreraient, sans ce secours, que beaucoup plus tard, et les mettre par-là à l'abri d'une rechûte que le plus petit écart dans le régime pourrait occasionner. Ces remèdes ne suffisent plus, si on n'a commencé à les employer que le troisième jour, et l'on est obligé d'en soutenir l'effet par celui de la potion camphrée, qui est alors d'une nécessité absolue. Mais lorsque le traitement a été tardif, et, ce qui est pis, qu'on a employé une méthode contraire à celle que j'ai indiquée, l'état fâcheux dans lequel sont les malades exige qu'on mêle à l'infusion de quinquina la teinture d'Huxham, et qu'on ait recours en même temps à l'extrait de cette écorce, qu'on prépare avec partie égale d'eau de noix distillée, et de la teinture que je viens de nommer. On donne ces préparations toutes les vingt minutes, alternativement avec la potion camphrée. Comme il ne faut rien négliger de ce qui peut être utile, il convient d'appliquer l'épithême, n.° 6, dont on retire le plus grand avantage.

On ne peut trop recommander, dans cette circonstance, d'insister sur l'usage du camphre, dont on augmente, autant qu'il est possible, la dose, et sur celui du vin le plus généreux, qu'on donne pour toute boisson. Il est urgent de ne point se départir de ce précepte, à moins que, pour tromper la soif, quand elle est trop pressante, on ne permette, pour l'apaiser, comme il a déjà été dit pour la première espèce de ce chapitre, d'en faire prendre deux ou trois fois, dans les vingt-quatre heures, une cuillerée mêlée à deux tiers d'eau. Les rafraîchissans, de quelque nature qu'ils soient, loin d'y diminuer l'altération, la rendent insupportable, en excitant les sueurs, qui en deviennent plus copieuses, et mettent ainsi bientôt le comble à l'affaissement. Ils sont en outre un obstacle à ce que les médicamens soient pris à la quantité qu'ils doivent l'être pour empêcher l'accroissement du spasme, qui parvient, par leur continuation, à un degré de force si considérable, qu'il écrase de son poids les malheureux malades, déjà exténués par l'abondance de la transpiration qui avait lieu auparavant, et qu'ils portent jusqu'à l'excrétion. Il ne faut donc pas craindre l'abus des remèdes chauds, dont il est indispensable (qu'on me passe l'expression) de *gorger* les malades. C'est en suivant cette pratique, que j'ai quelquefois été forcé de pousser à un point tel, que la langue, la bouche, et surtout la gorge, en étaient noires et excoriées, que je suis parvenu à en sauver un grand nombre sur lesquels on ne comptait plus.

Il est vrai qu'elle est cruelle; mais quand il s'agit de la vie des hommes, ne sont-ce pas les derniers résultats qu'on doit avoir en vue? Le médecin sera-t-il arrêté par les plaintes de celui qui souffre, ou par les invectives des assistans? Non, sans doute; et, lorsque son cœur est déchiré par les tourmens passagers qu'il cause, son devoir est de tout endurer plutôt que d'abandonner son malade à une mort certaine, à laquelle elle seule peut le soustraire.

I.ere OBSERVATION.

M. de Xavier est âgé de 60 ans, bien constitué et d'un bon tempérament.

Le premier jour, un léger accès précédé de frisson.

Second jour, accès un peu plus marqué, pour lequel il me fit appeler, et que je trouvai si peu conséquent, que je ne lui prescrivis que quelques tasses d'une tisane ordinaire.

Le troisième jour, accès, ou plutôt la fièvre n'ayant pas cessé, redoublement d'une violence extrême, qui avait avancé de douze heures, et pour lequel on vint me chercher de suite. Je le trouvai en supination dans son lit avec les symptômes suivans : visage d'un rouge cramoisi, assoupissement, oppression, altération forte, abattement, langue vermeille et couverte d'un enduit léger, peau moite, sans augmentation de chaleur bien notable, pouls vîte et très-faible, anxiétés, nausées de temps en temps, soif considérable, urines troubles, rouges et sans dépôt.

Je le mis dès l'instant même à l'usage du quinquina en infusion, du vin de Madère et de la potion camphrée. Il n'avait plus de fièvre le surlendemain ; mais il n'a recouvré la plénitude de ses forces que plusieurs mois après.

II.e Observation.

Madame Bonhomme est âgée d'environ 30 ans, et d'un tempérament fort.

Premier jour, accès auquel elle avait à peine fait attention.

Second jour, accès peu notable, et qui ne l'empêcha pas de sortir. Etant par hasard chez elle, lorsqu'elle y rentra, et reconnaissant au pouls le caractère de sa fièvre, je lui conseillai le quinquina, qu'elle refusa de prendre.

Troisième jour, le redoublement, qui n'aurait dû, en

suivant une marche ordinaire, se montrer qu'à deux heures dans l'après-midi, eut lieu vers les trois heures du matin : il en était sept lorsque je me rendis chez elle. Et alors, figure d'un rouge foncé, regard abattu, langue rosacée et couverte d'un limon blanc et très-léger, défaillances, vives anxiétés, pesanteur considérable à l'estomac, nausées et vomissemens qui, de glaireux et blanchâtres, étaient devenus jaunâtres et liquides ; selles fréquentes de même nature, soif inextinguible, sueurs si abondantes, qu'elles mouillaient une chemise toutes les quinze à vingt minutes ; pouls vîte et faible, chaleur de la peau naturelle, urines claires et rouges. Elle ne pouvait supporter la clarté du jour, et était incommodée du plus léger bruit.

Le quinquina, le vin et la potion camphrée, dont elle prit en aussi grande quantité qu'il fut possible de les lui faire supporter, la rétablirent dans l'espace de trois jours, et il n'y avait pas six heures qu'elle avait commencé à faire usage de ces remèdes, que la soif était apaisée. Sa santé n'a été parfaite qu'après plus d'un mois.

III.e OBSERVATION.

Mademoiselle Aubin est âgée d'environ 62 ans, et d'une constitution délicate.

Premier jour, accès bien marqué.

Second jour, accès moins fort, dans lequel je la vis, et pour lequel je lui conseillai l'infusion d'un once de quinquina, dont elle prit les trois-quarts avant le redoublement du lendemain, qui devança de huit heures, et la jeta dans l'affaissement.

Je fus averti de suite de son état. Elle était dans son

lit en supination, avait le regard abattu et le visage d'un rouge cuivré. Sa langue était d'un vermeil pâle et couverte d'un enduit transparent et blanchâtre; son pouls petit, vîte et faible; la chaleur de la peau modérée, la soif inextinguible. Elle avait des nausées, des vomissemens de glaires, des anxiétés, et se plaignait d'un poids sur l'estomac; les urines étaient rouges et troubles. Je lui prescrivis un traitement semblable à celui des deux malades précédens; mais comme il n'était pas du goût d'une de ses parentes qui la soignait, il ne fut suivi qu'imparfaitement, et elle ne prenait des remèdes qui le constituent, qu'à l'instant de mes visites, que je réitérais souvent.

Quatrième jour, peau moite, commençant à froidir; vomissemens de glaires d'un blanc sale, délire obscur au fort paroxisme, anxiétés plus grandes, défaillances, et quelques selles brunâtres et liquides: mêmes difficultés dans l'administration des médicamens.

Cinquième jour, augmentation de tous les accidens précités: langue brunâtre, sueurs abondantes, épaisses et froides; suppression des urines.

Je voulus me retirer, ce qui fit congédier la parente, qui fut remplacée par une de ses sœurs, demoiselle très-raisonnable, qui agit conformément à mes intentions. L'extrait de quinquina, dont le véhicule était la teinture d'Huxham au tiers, fut substitué à son infusion, qu'elle ne pouvait plus supporter, et je lui fis appliquer l'épithême n.° 6, qui était renouvelé toutes les quatre heures. Du sixième au septième jour, la secrétion des urines se rétablit, le corps se sécha et reprit sa chaleur ordinaire. Elle fut si bien le lendemain, qu'elle cessa toute espèce de remèdes : je lui ordonnai seulement de manger dans la journée deux rôties au vin et la soupe n.° 1, et de boire de temps en temps quelques cuillerées de vin de Madère.

Croira-t-on bien qu'après ce qui venait de se passer, cette malade ait pu avoir la faiblesse de suivre les conseils qu'on lui donna alors de faire usage de l'eau de poulet, pour éteindre, disait-on, le grand feu que mon traitement avait excité? C'est pourtant ce qui arriva. Elle n'en eut pas pris pendant vingt-quatre heures, qu'elle se vit plongée de nouveau dans l'état d'affaissement dont elle était à peine sortie, et que la peau redevint fraîche et moite. Je ne savais que penser d'un tel changement, lorsqu'elle me fit enfin l'aveu de sa conduite. J'eus recours de suite aux rôties au vin pur avec la muscade, et je lui défendis de prendre d'autres alimens que deux soupes dans la journée, jusqu'à sa parfaite guérison, qui, par ce moyen, fut complète quelques jours après ; mais sa convalescence s'est prolongée jusqu'à trois mois (1).

IV.e OBSERVATION.

La domestique de M. de la Fleuriais, âgée de 18 ans, et d'un tempérament médiocre, était à la fin de son troisième jour, lorsque je la vis la première fois. Elle avait bu beaucoup de tisane rafraîchissante, et se trouvait dans la position où était mademoiselle Aubin le qua-

(1) Deux domestiques qui avaient gardé cette demoiselle eurent chacune une fièvre d'un mauvais caractère, et qui n'a cédé qu'à beaucoup de quinquina et de vin.

trième jour. La prostration des forces était si grande, et la fièvre fut si rebelle, que je fus contraint à l'instant même de recourir à l'application de l'épithême n.° 6, et de lui donner les remèdes à une dose si forte, et pendant si long-temps, qu'elle n'avalait plus qu'avec une extrême difficulté pendant les derniers jours, tant leur action avait été vive sur l'arrière-bouche et la langue. Il était indispensable d'en user ainsi, et j'en invoque le témoignage de M. de la Fleuriais lui-même, homme bien capable d'en juger, que cette fille ne doit la vie qu'à l'opiniâtreté que j'ai mise à les lui faire prendre en cette quantité. Sa convalescence a été très-pénible et très-longue (1).

V.e OBSERVATION.

M. Gamo, âgé de 72 ans, et d'une constitution robuste, eut un accès de fièvre très-léger qui ne l'inquiéta point. Il en eut un second le lendemain, lequel ne l'inquiéta pas davantage. Mais il en survint un autre le troisième jour, pour lequel il me consulta, parce qu'il fut plus fort. Je reconnus le danger qui le menaçait, et lui prescrivis le quinquina et le vin; mais il négligea mon avis. Il eut lieu de s'en repentir le lendemain, où il tomba dans un affaissement qui fit craindre pour ses jours. La fièvre était considérable; il avait le pouls vîte, petit et très-faible; de l'oppression, des nausées et beau-

---

(1) M. de la Fleuriais fut attaqué dix ou douze jours après que sa domestique (dont il avait pris le plus grand soin) eut été guerie, d'une fièvre pour laquelle il a pris plusieurs onces de quinquina et fait usage du vin de Madere.

coup d'anxiétés : les urines étaient troubles et rouges. Il doit sa guérison à quatorze onces de quinquina, à deux pintes de potion camphrée, et à quatre à cinq bouteilles de vin de Madère. Ses forces ne lui sont revenues que long-temps après.

VI. Observation.

Une petite demoiselle âgée de 6 ans, et fille de M. Baron, négociant, m'a fourni l'exemple qui se rapproche le plus de cette espèce ordinairement observée dans les colonies. Elle avait absolument eu les mêmes symptômes que ceux qui l'y caractérisent, et était au cinquième jour de sa maladie, lorsque je fus appelé. Elle avait été rafraîchie, et avait pris l'ipécacuanha, de la manne et des clystères, aussi était-elle dans un accablement extrême accompagné d'un délire obscur, d'un dévoiement assez fréquent et de nausées. Elle vomissait même de temps en temps ce qu'elle avait pris : sa peau avait perdu de sa chaleur naturelle, était moite et un peu grasse. Le redoublement avait paru deux fois dans la journée. Le dévoiement n'a cessé qu'après six jours de l'usage du quinquina en extrait, de la teinture d'Huxham, du camphre et du vin de Madère, et sa cessation a bientôt été suivie de celle de la fièvre, et de la convalescence, qui a duré un mois.

VII.e Observation.

Le nommé Barreau, garçon cotonnier, était à la fin de son cinquième jour, et avait été beaucoup rafraîchi. Sa peau commençait à froidir et à se couvrir de sueurs qui étaient épaisses ; il avait eu des défaillances et un léger délire, etc. Même traitement, et guérison complète au bout de huit jours, après en avoir été quatre dans un état incertain. Convalescence longue et très-pénible.

Ces observations, déjà nombreuses, seraient sans doute suffisantes pour prouver l'existence de cette espèce en Europe ; mais je ferai cependant encore mention d'une petite fille de M. Denigoude, et d'une sœur de ma domestique. La première, âgée de 5 ans, était à son quatrième jour, lorsque je commençai à la voir. Ses parens en désespéraient : elle a néanmoins été guérie dans l'espace de huit jours, quoique les rafraîchissans eussent fait faire à sa maladie de plus grands progrès qu'ils ne l'avaient fait chez l'enfant de M. Baron. Mais, répugnant bientôt aux remèdes, qu'on ne pouvait lui faire prendre qu'à de longs intervalles, je ne vis plus de ressource que dans le bon vin. On lui en donna le premier jour une pinte de celui de Madère, et les quatre suivans, la même mesure de celui de Bordeaux, dont la quantité fut ensuite graduellement diminuée. On faisait en outre cuire un tiers de ce dernier avec du sucre et un peu de muscade.

La sœur de ma domestique, âgée de 17 ans, et d'une faible constitution, était malade depuis cinq jours, lorsque j'allai la voir chez sa maîtresse, qui ne voulait plus la garder. Je la fis apporter chez moi dans l'état le plus fâcheux, ayant déjà la peau moite et grasse, et tous les accidens qui ont lieu à ce terme de la maladie. J'ai obtenu sa guérison en huit jours, pendant lesquels elle a pris journellement six gros d'extrait de quinquina, deux onces de teinture d'Huxham, une demi-pinte de potion camphrée, une pinte de vin de Madère d'abord, et ensuite une de vin de Bordeaux, dont on préparait une partie, comme je viens de le dire pour la malade précédente. Je lui faisais aussi appliquer l'épithême n.° 6, qui était renouvelé dans le commencement toutes les trois heures. Sa convalescence a été de plus de deux mois.

ARTICLE IV.

Quatrième espèce.

Il en est peu qui induisent aussi facilement en erreur le praticien qui n'a pas l'heureuse habitude d'être continuellement sur ses gardes, et qui ne calcule le danger que sur les apparences.

Elle prélude d'une manière si bénigne, et le premier accès, que précède cependant le frisson, est si léger et si court, qu'il ne laisse après lui aucune suite sensible; de manière que les malades s'imaginent qu'ils n'en auront pas d'autres. Le bien-être du lendemain augmente leur sécurité. Le troisième jour, l'accès est un peu plus marqué que celui du premier. Inquiets d'abord, ils se rassurent bientôt, parce qu'il n'est pas de longue durée, et qu'ils se trouvent assez bien le jour suivant, à un peu de faiblesse près, et de l'appétit qui n'est plus le même. L'observateur reconnaît aussi dans le pouls quelque chose qui n'est pas naturel, et le trouve plus prompt et plus faible; mais le cinquième, la maladie prend un caractère bien décidé. Il y a abattement, serrement à la région épigastrique et léger météorisme du bas-ventre; la tête est douloureuse et lourde; la langue enduite d'un limon jaunâtre; le pouls accéléré, faible, mais sans dépression bien notable; la chaleur de la peau modérée; les urines décolorées et ténues, et nulle altération.

Le sixième jour est peu inquiétant pour en imposer au commun des médecins qui ne partagent pas les craintes que fait éprouver aux malades l'état d'anxiétés dans lequel ils se trouvent. Le septième vient enfin leur désiller les yeux; tout se porte à la tête dès son commencement; la connaissance se perd, et le *coma* survient; la respiration est stertoreuse; le visage rougit et se gonfle, ainsi que le col; la déglutition est presque impossible, et l'écume sort de la bouche, qui en est remplie. L'irruption vers la tête a été si forte, qu'il découle après la mort, qui arrive à la fin ou au commencement du huitième jour, un mucus sanguinolent que le peuple prend pour un véritable pus mêlé de sang.

Elle se prolonge souvent jusqu'au neuvième;

ce qui a bien rarement lieu lorsqu'on a saigné ou purgé et mis en usage les rafraîchissans.

Quelque insidieuse que soit cette espèce, il n'est guères possible qu'un bon observateur soit long-temps sans la reconnaître. Si elle peut lui en imposer les premiers jours, et que sa marche, qui est régulière, ne le frappe pas assez pour lui en faire découvrir le type et le caractère, le redoublement du cinquième est trop marqué, et les signes de danger trop évidens pour qu'il n'ouvre pas enfin les yeux à cette époque, où les remèdes dont on a parlé tant de fois ont encore un plein succès. On doit les donner à la dose la plus haute, et prescrire le quinquina en poudre de préférence à son infusion, comme plus propre sous ce mode, ainsi que je l'ai déjà observé, à interrompre le cours de la fièvre. On prévient souvent ainsi celui du septième, et avec lui l'irruption cérébrale qui ne peut qu'être légère dans le cas où l'on ne parvient pas à s'opposer entièrement à ce qu'elle ait lieu ; tandis que, sans cette précaution, elle est toujours violente. Cet accident terrible une fois survenu, met les malades à deux doigts de leur perte, et il est rare qu'ils en réchappent, quelque empressement qu'on apporte alors à les secourir.

On ne doit cependant pas perdre tout-à-fait

l'espoir de les sauver, puisqu'il en reste encore quand elle est commençante. L'indication consiste à tenter tous les moyens capables de diminuer l'afflux des humeurs au cerveau, et de comprimer la fièvre.

Ceux qui paraissent le mieux convenir à remplir ce double objet, sont : 1.° l'application de forts sinapismes aux pieds, des vésicatoires aux gras des jambes, et d'une large calotte du même emplâtre sur la tête; et en second lieu, l'extrait de quinquina et la potion camphrée, qu'on fait prendre à chaque instant et par cuillerée, si les malades peuvent avaler; et, dans le cas contraire, les clystères n.° 3, qu'on prépare avec deux onces de quinquina au lieu d'une, qui est la dose prescrite, et auxquels on ajoute deux cuillerées de la potion camphrée, et autant de la teinture d'Huxham. On les donne de deux en deux heures, en prenant soin de faire boucher le *rectum*, s'ils ne sont pas gardés. Ce serait prostituer ces remèdes, que de les mettre en usage lorsqu'on a donné à l'engorgement le temps de se former.

Les paroxismes étant très-faibles dans le principe de cette espèce, la dissolution ne peut s'y faire que lentement : ce n'est effectivement guères qu'au cinquième jour qu'elle commence à se développer d'une manière décidée pour parvenir à son dernier terme durant le redoublement du septième jour, qui est ordinairement le dernier. Or, dans cet état de choses, si les remèdes donnés à l'instant même de son invasion sont assez puissans pour rompre le spasme qui a occasionné et entretient l'irruption, et pour rendre beaucoup moindre le paroxisme qui doit suivre, dans la supposition que le malade ne meure pas, il se fait bien, lorsqu'il arrive, un nouveau mouvement des humeurs vers le cerveau; mais il est faible, et l'on n'a plus à combattre que les effets de la première attaque, qu'une suppuration abondante parvient quelquefois à dissiper. La guérison est donc encore possible, malgré le peu d'espérance que l'on peut s'en promettre (1).

OBSERVATION.

Cette espèce n'est pas commune en France, où je l'ai vue cependant deux fois. Je choisis de ces deux observations, la suivante, parce qu'elle m'a paru propre à démontrer jusqu'où peut aller la prévention, et combien

---

(1) J'ai vu un cas semblable où l'irruption avait lieu depuis plusieurs heures, et dont le malade s'est heureusement tiré par l'usage des moyens que je viens d'indiquer.

il est difficile de revenir des idées dont on s'est laissé préoccuper.

La personne qu'elle concerne était une demoiselle d'environ 20 ans. Je fus appelé au milieu du septième jour, au commencement duquel elle était tombée, en perdant connaissance, dans le *coma* et le *stertor*. Comme elle n'avait pas dormi depuis quelques jours, et que ses médecins l'avaient quittée deux heures auparavant, en la plaisantant sur les inquiétudes qu'elle témoignait, on crut qu'elle ronflait ; et tout en se félicitant sur un si bon sommeil, on la laissa toute la nuit dans cet état. Ce ne fut que le lendemain au matin qu'on s'aperçut du danger où elle était.

Le premier coup-d'œil me décéla le caractère de sa maladie ; et après m'être informé de sa durée, et avoir tâté le pouls, je pus rappeler aux assistans les symptômes qui avaient eu lieu, et sur la demande que je fis, si on l'avait saignée, et si on l'avait fait vomir et purger, ce qui avait été fait, leur indiquer la nature de chacune des évacuations que ces remèdes avaient procurées.

J'aurais bien voulu me retirer sans rien ordonner, vu le peu d'espoir qui restait pour la guérison. Je prescrivis pourtant l'extrait de quinquina avec le tiers de teinture d'Huxham, et j'appliquai les sinapismes aux pieds et les vésicatoires aux gras des jambes.

Il y eut, quelques heures après, une assemblée où je proposai de couvrir la tête d'une calotte de ce dernier emplâtre : mais mon avis fut rejeté, et elle se décida pour une saignée du pied, à laquelle je m'opposai, et qui fut néanmoins pratiquée. Il en sortit un sang dissous, tel que je l'avais annoncé, qui contraignit à la fermer sur-le-champ. On y opina ensuite pour un séton, qui fut aussi établi contre mon sentiment, parce que j'étais convaincu que le temps qu'un pareil remède exige pour opérer l'aurait empêché d'être utile, et que d'ailleurs il ne pouvait que nuire dans une telle circonstance, par la perte du sang que cause cette opération, quelque modique qu'elle soit. On la faisait dans la persuasion que ce qui se passait alors au cerveau provenait d'un dépôt à la tête, qu'on détournerait par la suppuration qui en résulterait.

Je prognostiquai la mort pour la nuit suivante : elle arriva environ vers les deux heures, et, incontinent après, la malade rendit par le nez et la bouche beaucoup de mucus altéré et mêlé de sang, qu'on prit pour du pus, et qu'on regarda comme le produit d'un abcès prétendu. Ce qui contribuait à en établir la croyance et à le présumer certain, était une chûte que la malade avait faite sur la tête trois mois auparavant. Mais, je le demande aux médecins instruits et de bonne foi, est-ce bien-là la terminaison d'un dépôt qui reconnaît pour origine une telle cause ? Ces accidens sont-ils ceux qui l'accompagnent, et son dénouement est-il aussi proche quand ses effets commencent à se manifester ?

ARTICLE V.

Cinquième espèce.

Celle-ci n'exige pas à beaucoup près pour être connue autant de sagacité que la précédente, parce que le caractère en est bien plus facile à saisir, qu'elle se déclare le plus souvent d'une manière subite et avec assez force pour obliger les malades à se mettre au lit dès le premier accès. Elle commence par de petits frissons, bientôt suivis de douleur et de pesanteur à la tête ; le regard est triste, la couleur des yeux jaunâtre, la langue couverte d'un limon cendré et épais, l'altération notable, la chaleur de la peau moyenne, et le pouls accéléré, un peu élevé et souple ; il y a dégoût, faiblesse à l'estomac, et les urines sont rougeâtres, claires ou troubles.

Le lendemain, continuation de ces accidens, mais augmentation de faiblesse. Troisième jour, peau qui se plombe ; pouls plus accéléré et se concentrant ; langue jaunâtre et plus chargée ; oppression légère ; soif notable et mal de tête. Quatrième jour, mêmes symptômes ; cependant diminution de la chaleur de la peau et de la soif. Le cinquième, le redoublement se prolonge et se soutient plus long-temps que celui du troisième ; la chaleur de la peau, qui est devenue moite, est au-dessous de la naturelle, et l'altération presque nulle ; le pouls, qui se concentre de plus en plus, est vîte et faible, et la langue brunâtre ; il y a anxiétés, oppression légère, sécheresse et météorisme du ventre. Situation à-peu-près la même pendant le sixième redoublement. Le septième jour, accablement considérable, disparition de la soif, peau sans chaleur et onctueuse, anxiétés et oppression plus grandes. L'état dés malades qui n'ont eu qu'un délire passager et faible ne paraît pas aussi alarmant qu'il l'est en effet, et peut encore en imposer à des yeux inexpérimentés, parce que le pouls se soutient encore assez bien, lors même qu'on les a saignés et rafraîchis. Le voile se déchire enfin le huitième jour : le pouls tombe tout-à-coup et s'écrase; la langue, les lèvres et les gencives, sont fuligineuses, la peau froide et les forces anéanties; le délire est bientôt suivi de la perte entière de la connaissance; le dévoiement, qui n'a pas eu lieu pour l'ordinaire auparavant, se déclare, et les selles, qui sont aqueuses, brunes et puantes, ne tardent pas à être noires et fétides. Enfin, le hoquet, les rêvasseries et les autres symptômes précurseurs de la mort se succèdent avec rapidité, et les malades périssent à la fin de ce paroxisme, ayant tous les signes d'une dissolution complète. Ils vivent jusqu'au dixième, quelquefois même jusqu'au douzième, lorsqu'ils ont été soutenus pendant les derniers jours par des remèdes actifs, mais qui n'étaient pas de nature à s'opposer aux progrès du mal; on en excepte cependant ceux qui ont été saignés, chez lesquels cette prolongation d'existence ne s'observe pas.

Il commence à se manifester des pétéchies sur différentes parties de leurs corps avant qu'ils meurent, et il n'est pas rare de voir les humeurs faire dans ce moment une irruption au cerveau, laquelle les enlève dans un espace de temps assez court. Il sort, pour la plupart du temps, dans ce cas, par le nez et la bouche, un mucus sale mêlé de sang décomposé, et ce mélange en peut imposer alors sur la nature de cette évacuation qu'on croit purulente.

Il faut se comporter dans cette espèce comme il a été recommandé de le faire pour la précédente, et avoir la même attention d'y éviter la saignée. Cependant, lorsqu'on est appelé un peu tard, et que la tête est douloureuse et pesante, il convient d'appliquer aux gras des jambes des vésicatoires, qu'on lève dès que le malade se trouve soulagé, parce que, dans l'état de faiblesse où il est, la suppuration pourrait nuire beaucoup, et que les seules vues du médecin, dans cette circonstance, doivent être de détruire la tendance que les humeurs ont à se porter au cerveau vers la fin de la maladie; accident qu'on prévient en établissant sur ces parties, qui sont éloignées, un point d'irritation supérieure à celle qui paraît exister dans la première, dont elle anéantit le principe.

Observation.

Un de mes amis, homme d'un tempérament robuste, âgé de 48 ans, et sujet à des accès de goutte qui revenaient tous les huit à dix mois, fit sur la hanche une chûte de cheval, dont il ne fut que très-légèrement incommodé pendant une quinzaine de jours. Il ressentit dans cette partie, après cette époque, une douleur assez forte, pour laquelle on lui appliqua des sangsues, qui fluèrent beaucoup. Cette douleur ne s'étant point dissipée, on lui fit prendre des bains, des clystères et de l'eau de poulet en abondance. Après trois ou quatre jours de ce traitement, il fut hors d'état de descendre dans un magasin qu'il tenait. Ne l'y voyant pas, je m'informai de ses nouvelles, et l'on me dit que ses souffrances le tenaient dans sa chambre. J'y montai, dans l'intention de m'assurer de son état. Il était très-faible, et se plaignait de douleurs vagues et de pesanteur à l'estomac. Il était en outre altéré, et avait la langue enduite d'un limon épais et d'un jaune sale. La peau était d'une chaleur moyenne, le pouls accéléré et mou, et les urines décolorées. En l'interrogeant, je fus bientôt convaincu qu'il avait la fièvre depuis trois jours, et qu'elle avait préludé par le frisson.

J'y retournai le lendemain. Il se sentait plus mal, et se traînait avec la plus grande difficulté dans sa chambre, à l'appui du bras de son épouse et d'une canne. On le forçait à se promener ainsi pour dissiper ses douleurs, qu'on prétendait goutteuses. Il était accablé, avait la langue plus chargée et brunâtre, le pouls vîte et concentré, la peau moite et sans chaleur, et le ventre météorisé. Sa boisson était de l'eau de poulet, et on lui donnait des clystères.

Persuadé qu'il ne tarderait pas à succomber, si on ne changeait pas de conduite à son égard, je lui conseillai de faire une consultation, à laquelle son médecin, qui continuait à regarder cette maladie comme peu dangereuse, ne voulut pas consentir. Instruit le lendemain de sa fausse sécurité, je m'adressai à un ami commun, auquel je confiai mes craintes, afin qu'il les communiquât à la famille du malade. Cette nouvelle démarche fut aussi infructueuse que les premières, et je prognostiquai qu'il ne serait plus dans quatre jours, et malheureusement je disais la vérité.

On le trouvait moins mal trois heures avant sa mort; mais il s'en était à peine écoulé une, que tout se porta à la tête avec violence; et il sortit par le nez et la bouche, quelque temps après qu'elle fut arrivée, une grande quantité de mucus puriforme mêlé de sang dissous. Cette évacuation fut considérée comme la suite d'un dépôt qui se serait formé dans la tête; conjecture dépourvue de tout fondement, puisque le malade avait constamment joui de ses facultés intellectuelles, qu'aucun symptôme n'en avait fait soupçonner la présence, et que tout au contraire prouve jusqu'à l'évidence qu'elle était l'effet de la dégénération des humeurs (1).

---

(1) On verra dans l'espèce de l'article septième de ce chapitre,

ARTICLE VI.

Sixième espèce.

Premier jour, léger accès précédé de frisson après un ou deux jours d'indisposition, pendant lesquels les malades ont des alternatives de froid et de chaud, sans augmentation bien notable de chaleur et de soif. Le lendemain, accidens semblables plus marqués et suivis de lassitude.

Troisième jour, perte subite de connaissance, *coma*, convulsion, grincemens de dents, et bientôt gonflement des muscles, du visage et du col: la langue est vermeille et couverte d'un limon blanchâtre, la chaleur de la peau médiocre; le pouls accéléré, élevé et souple; la soif nulle, le ventre légèrement tendu, les urines décolorées; et, dans les momens où les convulsions n'ont pas lieu, agitations considérables ou accablement. Rémission de ces symptômes après trois ou quatre heures de leur durée; continuation du délire et affaissement. La peau perd sa chaleur et devient moite; le pouls est précipité, petit et faible; vers

---

où l'irruption est primitive, quels sont les signes qui annoncent la formation d'un dépôt, lorsqu'il a lieu, et par quelle progression il arrive à la maturité qui convient pour que le pus s'écoule par ces deux voies.

la fin de l'accès, tranquillité occasionnée par la prostration des forces.

Redoublement le lendemain à la même heure, convulsions moins fortes que la veille, par défaut de réaction; agitations et anxiétés qui permettent à peine quelques instans de repos; vomissemens de glaires blanchâtres par intervalles, principalement lorsque le malade prend des remèdes, qui sont rejetés avec elles; le pouls, accéléré, ne se relève que faiblement, pour retomber bientôt; la peau ne tarde pas à froidir et les sueurs à paraître; les urines sont en petite quantité et pâles, et le ventre météorisé; la langue se salit pendant le troisième redoublement; les selles sont brunâtres, puantes et d'une consistance moyenne; la peau plombée, les sueurs grasses et le hoquet paraît de temps en temps. Enfin, les symptômes s'aggravent de plus en plus; il y a deux paroxismes dans les vingt-quatre heures; la langue, les gencives et les lèvres sont fuligineuses, le pouls intermittent, concentré et à peine sensible; les déjections alvines noires et fétides, le hoquet continuel et la respiration étouffée et rare. Le corps se couvre de pétéchies dans plusieurs endroits, et la mort arrive le sept, mais plus souvent le cinq, toujours à dater du grand redoublement. Tous les malades ne vont pas à cette époque ; la dégénérescence ayant lieu si promptement chez quelques-uns, qu'ils meurent à la fin du troisième ou au commencement du quatrième.

Cette espèce fournit encore un exemple frappant de la promptitude avec laquelle il faut agir dans tous les cas, et prouve combien il est important de brusquer la fièvre, pour peu que le caractère en soit douteux, et surtout dans les circonstances où elle est meurtrière. En effet, quelques prises de quinquina prescrites au début du premier accès préviennent le grand redoublement, ou le rendent toujours modéré, si on le fait prendre à haute dose deux ou trois heures avant son invasion.

Il est sans doute bien difficile de prévoir la violence et le danger de ce paroxisme ; mais, plus la difficulté est grande, plus l'obligation de se tenir sur ses gardes est pressante, afin de ne pas se laisser surprendre, et de mettre tout en œuvre pour aller au devant de symptômes aussi redoutables que le sont ceux avec lesquels il se montre.

On se presse, lorsqu'il a lieu, de mettre entre les épaules un large vésicatoire, qui doit être levé dix ou douze heures après, et d'envelopper les pieds de sinapismes. La potion camphrée et celle d'extrait de quinquina préparée avec un tiers de la teinture d'Huxham, données alternativement toutes les vingt minutes, et l'épithême n.° 6, sont, avec le premier topique, les remèdes sur lesquels on doit le plus compter, et qui réussissent ordinairement. Les malades prennent difficilement et vomissent la plus grande partie de ce qu'ils boivent; mais il ne faut pas pour cela se décourager, et une dose rejetée exige qu'on la remplace immédiatement par une autre qu'on leur fait avaler de force, s'il n'est pas possible de le faire autrement : la faiblesse est un crime dans cette circonstance, comme dans beaucoup d'autres, et malheur au médecin qui n'a pas assez de fermeté pour avoir à se reprocher un mal qu'il aurait pu empêcher en agissant comme il aurait dû faire. On éloigne peu-à-peu et insensiblement les doses des médicamens, quand les malades commencent à aller mieux, pour n'en cesser l'emploi que quelques jours après l'entière disparition de la fièvre,

Si l'on n'a pas profité du moment, et qu'on ait permis à l'engorgement de se former au cerveau, ce qui arrive, ainsi que je l'ai dit ci-dessus, dans le courant du troisième jour, toute espérance raisonnable est perdue; et, si les remèdes peuvent encore servir à quelque chose; ce n'est guères qu'a prolonger une inutile existence. Il faut toujours néanmoins se comporter alors comme il a été prescrit dans les généralités pour des cas semblables.

ARTICLE VII.

Septième espèce.

Attaque brusque et irruption cérébrale subite qui renverse le malade à *terre*, s'il n'est pas soutenu; convulsions, *coma*, visage animé, pouls accéléré, élevé et souple; agitations et anxiétés considérables; respiration stertoreuse; urines colorées et limpides, et nulle altération. Les symptômes se soutiennent pendant quelque temps, et baissent ensuite par degrés jusqu'au redoublement, si ce n'est que la respiration et les convulsions cessent deux ou trois heures après le commencement de l'accès. Ces deux accidens reparaissent avec le nouveau paroxisme, mais ils ne sont pas aussi longs que la veille; les agitations sont aussi moins fortes; le visage est pâle et légèrement tuméfié, les yeux entr'ouverts, la pupille dilatée et le ventre météorisé et sec. Il n'y a point de convulsions ni de *coma;* le troisième jour, les agitations sont plus faibles par l'accablement où se trouve le malade; la langue commence à s'enduire d'un limon jaunâtre, et le pouls est vîte, déprimé et concentré. Le quatrième, visage décoloré et plus tuméfié; yeux plus ouverts, sans contraction de la pupille, *strabisme*, surdité, peau sans chaleur et intermittences dans le pouls, grincement des dents, langue brunâtre, refus des boissons, qui ont toujours été prises avec difficulté; respiration lourde, et souvent selles liquides et brunes; convulsions partielles des extrémités, affectant pour l'ordinaire un seul côté du corps.

Tout empire promptement, et il y a le cinquième jour deux redoublemens dans les vingt-quatre heures; la peau froidit et est grasse; le pouls est précipité, avec soubresauts des tendons; le ventre ballonné, les selles noirâtres et puantes, et les grincemens des dents et les convulsions partielles plus répétés : on observe de ces dernières dans la lèvre inférieure, qui est un peu pendante; les yeux sont tout-à-fait ouverts; bientôt la peau est froide, ainsi que les sueurs. Le malade, qui est dans l'affaissement, et qui a de temps en temps des défaillances, n'a plus que de légères convulsions et de petits grincemens des dents, qui sont, les unes et les autres, très-rapprochés; les selles sont noires et fétides, et coulent d'elles-mêmes; la respiration est étouffée, etc.; il se déclare des pétéchies avant la mort, qui arrive du septième au neuvième, et il sort, quelque temps après, par le nez et par la bouche, du pus dont on commence quelquefois à voir, vingt-quatre heures avant qu'elle n'arrive, des guttules dans les grands angles des yeux.

Cette espèce attaque plus particulièrement les enfans. Elle est aussi assez commune parmi les femmes enceintes, chez lesquelles elle se montre vers le dernier mois de la grossesse, et qu'elle fait succomber très-promptement, lorsqu'elles ne sont pas secourues de suite.

Elle demande à être traitée de la même manière que la précédente, et qu'on y emploie de suite tous les remèdes qui y ont été recommandés pour le troisième jour. L'irruption qui se fait au cerveau est si vive, que l'engorgement en est achevé dans l'espace de quelques heures; de sorte qu'en négligeant de les mettre en usage dans les premiers momens, la cure est extrêmement douteuse, et qu'il est extraordinaire qu'on l'obtienne, si on laisse passer le premier accès sans y avoir recours.

Quant à ce qui regarde les femmes enceintes, il est bon d'observer qu'elles sont, dans cette espèce, eu égard à la saignée, une seconde exception à la règle générale, à laquelle il est important de déroger. En tardant à la mettre en usage, la mort devient inévitable, puisque, dans la position où le corps se trouve forcément alors, la réplétion de la matrice et le fardeau qu'elle renferme, font refouler le sang vers la tête, en même temps qu'ils l'empêchent de se porter vers les parties inférieures. Elle seule, en la pratiquant au pied, peut remédier à ce double inconvénient. En effet, elle décide l'accouchement, dont il est urgent d'accélérer le travail et de terminer le plutôt qu'il est possible; car, outre le sang qui s'écoule de la matrice, l'espèce de vide momentané qu'y occasionne la sortie de l'enfant, permet aux vaisseaux du bas-ventre d'en admettre une quantité plus grande. La circulation étant ainsi plus libre, la tête trouve moins d'obstacle à se débarrasser.

L'accablement qui résulte de cette pratique, que la nécessité commande, et qu'on ne peut excuser que parce qu'elle est indispensable, est sans doute bien alarmant; il n'y a pas un moment à perdre pour empêcher l'affaissement de survenir. Les remèdes les plus actifs, qu'on donne alors sans discontinuation, sont seuls capables, en soutenant les forces, de le prévenir et de s'opposer aux progrès que la dissolution ferait sans leur secours; de manière que la maladie, qui devient un cas simple de son espèce, peut encore, quoique extrêmement périlleuse, être susceptible de guérison.

OBSERVATION.

Le petit Laurent, enfant âgé de 5 ans, eut à la fin de 1805 une fièvre de cette espèce, qui fut prise dans son invasion pour une attaque de vers, et traitée par les anthelmintiques de tous genres. Appelé le cinquième jour, les questions que je fis m'en découvrirent aisément le caractère. Il était sans connaissance, avait les yeux entr'ouverts, le *strabisme*, des convulsions et des saccades, tantôt à une extrémité, et tantôt à une autre, et des grincemens de dents. Sa langue était brunâtre, la soif nulle, la chaleur de la peau naturelle, le pouls faible, un peu concentré, intermittent, sans beaucoup d'accélération, et les urines décolorées. Il n'allait point à la selle, mais y avait été plusieurs fois par l'effet des médicamens. Il fut dans cet état, pendant lequel j'observais des convulsions dans la lèvre inférieure, qui était pendante, jusqu'au vingt-unième jour, où il mourut. Il paraissait tranquille durant plusieurs heures et par intervalles, vers les derniers temps de sa vie, et la connaissance semblait vouloir lui revenir; mais les yeux étaient toujours ouverts, et il n'entendait pas.

On apercevait aussi, dès la surveille de sa mort, des guttules de pus dans le grand angle de ses yeux, et le ventre s'ouvrit à cette époque pour donner des selles brunes, crues et sans beaucoup d'odeur. Pendant l'agonie, qui fut longue, les convulsions furent très-fréquentes, et le pus commença à couler par le nez et par la bouche, lorsqu'il eut cessé de vivre.

Si cet enfant, à qui je n'ai prescrit des remèdes que pour ne pas plonger dans la désolation ses parens, n'a pas succombé plutôt; si les selles ne sont pas devenues noires et fétides; en un mot, s'il n'a pas paru de pétéchies après la mort, on doit l'attribuer aux remèdes que je lui ai fait prendre, lesquels, en corrigeant la malignité du principe délétère, ont empêché le complément de la dégénération des humeurs, qui n'était pas d'ailleurs parvenue au point qu'elle aurait pu atteindre dans les pays chauds au moment où je les lui ai donnés; de sorte que sa destruction n'a eu lieu que par les suites seules du dépôt qui s'était primitivement formé dans le cerveau, et que la terminaison de sa maladie n'a pas été différente de celles qu'occasionnent les chûtes ou les coups violens sur la tête.

Article VIII.

Huitième espèce.

Après deux ou trois jours de mal-aise, et quelquefois sans avant-coureur, accès ordinairement précédé d'un léger frisson accompagné d'une faiblesse générale et de pesanteur à l'épigastre; le regard est abattu, la tête lourde, sans douleur notable; la langue peu ou point chargée, selon l'état où se trouve l'estomac dont elle participe dans toutes les maladies, de même que la différence des urines y dépend de la prédominance bilieuse ou lymphatique ; l'altération nulle, la chaleur médiocre, le pouls faible et légèrement accéléré. Les malades ont des anxiétés, des défaillances, des nausées et souvent des vomissemens opiniâtres de matières jaunes et vertes ; le ventre est sec, légèrement tendu ; les urines claires et décolorées, et les facultés intellectuelles affaiblies : rémission de ces symptômes après une durée de six à sept heures, jusqu'au lendemain, où le redoublement a lieu : alors abattement, regard triste et inquiet ; le limon qui couvre la langue est d'un jaune sale ; la peau terne et un peu moins chaude qu'elle ne l'est naturellement ; le précœur est serré, les anxiétés sont plus vives, et le pouls, plus accéléré, se concentre.

Troisième jour, accablement plus considérable, peau commençant à se plomber et à être moite ; ventre météorisé. Les malades, en supination dans leur lit, sont tranquilles, tristes, et ne vomissent pas.

Quatrième jour, prostration des forces, pouls débile et plus concentré, petites sueurs, peau qui froidit ; la langue est d'un gris sale ; le ventre donne quelques selles liées, d'un jaune tirant sur le brun et sans odeur notable ; il y a, dans le fort du redoublement, un léger délire dont on retire les malades en leur parlant.

Cinquième et sixième jours, couleur de la langue plus foncée et toujours humide; délire plus prolongé et rêvasseries; deux redoublemens dans les vingt-quatre heures, annoncés par de petits frissons; sueurs plus abondantes, gluantes et froides; selles moins consistantes et brunes, urines crues, ternes et rares; oppression, taches noirâtres sur quelques parties du corps; tranquillité d'esprit apparente dans les momens de rémission, pendant lesquels les malades regardent autour d'eux avec une sorte d'indifférence.

Septième jour enfin, peau froide et plombée, pouls peu sensible et précipité, langue fuligineuse, délire et rêvasseries par intervalles, facultés sensibles et intellectuelles tombées, selles petites, noirâtres et puantes; respiration lente, et, vers la fin du redoublement, comme étouffée; alors délire et rêvasseries presque continuels; les malades entendent pourtant ce qu'on leur dit, et font des réponses entrecoupées; mais ils s'agitent bientôt, perdent entièrement la connaissance, râlent, et la vie s'éteint quelques heures après. Il n'est pourtant pas rare de les voir atteindre le neuvième jour, auquel ils parviennent communément, lorsqu'ils ont été convenablement soutenus pendant les derniers jours de leur maladie.

Il n'est pas moins utile de s'assurer du caracféré de cette espèce que de celui des précédentes; car il est d'autant plus essentiel de le reconnaître, que, si on laisse passer le quatrième jour sans donner les remèdes nécessaires, en supposant qu'on n'en ait pas prescrit qui lui soient opposés, le succès est toujours très-incertain; mais, quoiqu'il soit bien tard pour agir, on peut encore se flatter de l'obtenir à force de soins, et en ne négligeant aucun des moyens exigés par la faiblesse et l'état où les humeurs se trouvent après la faute qu'on a commise.

Cette double indication requiert l'infusion de quinquina, qu'on prépare plus forte qu'à l'ordinaire, en retranchant un tiers de l'eau, et dans chaque dose de laquelle on met une cuillerée de teinture d'Huxham; et si elle ne passe pas de cette manière en suffisante quantité, ou qu'elle fatigue l'estomac, on l'alterne avec l'extrait délayé dans partie égale d'eau de noix distillée et de la teinture ci-dessus, en donnant toujours, dans l'intervalle, de la potion camphrée, que le défaut de chaleur rend alors d'une nécessité absolue, ainsi que l'application réitérée de l'épithème n.° 6. Les malades qui prennent toutes les vingt minutes de l'un ou de l'autre de ces médicamens doivent boire, après chacun des deux premiers, du vin (du Madère de préférence) que je regarde dans ces espèces comme un fortifiant, sans lequel la guérison est plus difficile et plus lente. On combat le vomissement par la mixture saline n.° 1, qui manque rarement de l'arrêter seule; mais il est cependant bon d'en seconder l'effet, qui en devient plus sûr par l'application de l'épithême n.° 5.

Lorsque cette espèce se manifeste sans avant-coureur, le premier accès est quelquefois terrible, et réduit les malades à toute extrémité; de sorte qu'ils lui échappent difficilement, s'ils ne sont secourus dès qu'il commence, ou, pour le moins, dans les premières heures de sa durée.

Comme j'en ai été moi-même attaqué brusquement, le lendemain d'un jour où j'avais été chercher des plantes dans un marais, je vais exposer la manière dont elle se déclara, les symptômes qui l'accompagnèrent et la conduite que j'ai tenue.

Elle me surprit au milieu d'un dîner, chez un ami où je mangeais avec l'appétit ordinaire à un homme qui ne fait qu'un repas par vingt-quatre heures. Etonné d'abord de ce que les alimens que je prenais auparavant avec plaisir ne passaient pas, je ne savais à quoi en attribuer la cause. Je restai tranquille un instant; mais, éprouvant bientôt quelque chose d'inaccoutumé, je me tâtai le pouls, que je trouvai accéléré et un peu plus élevé qu'il n'a coutume de l'être. La faiblesse, qui s'emparait déjà de moi, fut, en moins de dix minutes, assez grande pour qu'il ne me restât plus que les forces nécessaires pour gagner ma maison, dont je n'étais pas éloigné de cent pas. Contraint de me mettre au lit en arrivant, j'ordonnai, afin de ne pas perdre un moment, qu'on me préparât de suite des remèdes, dont je pus faire usage une heure après. L'accablement était devenu extrême pendant cet intervalle; j'avais des nausées et des défaillances, et la connaissance, que je cherchais à retenir, commençait à m'abandonner. Je pris alors un premier verre d'une infusion de quinquina, que j'avais fait faire un tiers plus forte que je ne la prescris ordinairement. J'en buvais un semblable tous les trois quarts-d'heure, et entre deux une dose de la potion camphrée. Je sentis au quatrième verre mes forces renaître, et que mes fonctions intellectuelles n'étaient plus troublées. Je n'avais conservé le peu d'usage qui m'en restait qu'en faisant sur moi les plus grands efforts de courage, auxquels j'étais porté par la vue du danger éminent dont j'étais menacé. L'accablement se dissipa peu-à-peu durant le reste de l'accès, qui fut asssez modéré vers sa fin pour me permettre quelques heures de sommeil. Je consommai pendant son cours l'infusion de six onces de quinquina, une pinte de vin de Madère, et la même quantité de la potion camphrée.

Le redoublement du lendemain fut de peu de conséquence, et le suivant, qui fut le dernier, mérita à peine mon attention.

J'avais déjà commencé, au premier redoublement, à éloigner les doses des remèdes, que je continuai à prendre encore pendant trois jours, afin de me préserver du retour de cette fièvre, dont on peut juger de la malignité, puisqu'il s'est écoulé plus de deux mois avant que ma convalescence ne fût parfaite.

C'est avec cette hardiesse que je me suis traité dans plusieurs occasions périlleuses, et je m'en suis toujours bien trouvé : mais où rencontrer des malades assez dociles pour suivre les conseils que de pareils exemples autorisent à leur donner?

Article IX.

Neuvième espèce.

Frisson et chaleur presque insensibles pendant cinq à six jours; diminution de l'appétit, mal-aise, peau moite, pouls plus accéléré et plus petit que le naturel; altération nulle. Les malades sortent cependant, et n'aperçoivent dans leur état qu'une simple indisposition. Ces symptômes augmentent graduellement, et la fièvre, qui avait paru garder des intermittences, quoiqu'il n'en existât réellement pas, devient visiblement continue, et au moment où l'on s'y attend le moins, il y a un redoublement très-fort; la faiblesse est extrême, le mal de tête violent et orbitaire, le visage rouge, les yeux de la même couleur et abattus, l'altération vive, la langue vermeille et recouverte d'un enduit blanc, la peau chaude au toucher et moite, le pouls petit, très-accéléré et faible, et les urines rougeâtres, claires avec énéorême, ou trouble ou sans dépôt. Les malades éprouvent des anxiétés et de la pesanteur à l'estomac, et sont incommodés par le plus léger bruit.

Le lendemain, prostration des forces, nausées, rejet de glaires blanchâtres, auquel en succède un de matières jaunes et aqueuses. Bientôt après, déjection alvines de même nature, sueurs épaisses, peau fraîche, à laquelle on trouve néanmoins encore une chaleur désagréable en la touchant pendant un certain temps; anxiétés considérables, urines rares, tension du ventre, qui ne donne plus de selles; mal de tête et soif, ordinairement moins forts qu'ils ne l'étaient la veille. Cette fièvre prend, le troisième jour, la marche de la précédente parvenue au quatrième redoublement.

On voit encore ici combien est utile le conseil que j'ai donné de ne point attendre que la fièvre ait pris un caractère bien décidé pour lui opposer des remèdes. Il suffit, pour être autorisé à prescrire le quinquina, qu'on aperçoive dans ses commencemens des symptômes qui ne répondent ni à la constitution ni au tempérament des personnes, et qui, les tenant en outre dans une situation absolument opposée à celle où jettent les affections ordinaires qui exaltent le système, au lieu de brider son action, sont propres à faire soupçonner le danger. Si donc il se trouve des malades qui éprouvent des frissonnemens alternés de chaleur, et qu'il s'y joigne un mal-aise général, mêlé d'abattement et de fièvre continuel, il faut travailler sans retard à relever les forces, et à arrêter des mouvemens qui, en tendant à les anéantir, les réduisent bientôt au point qu'il ne reste plus à employer, pour les rétablir, que des moyens douteux.

I.ere OBSERVATION.

Cette espèce, qui n'est pas commune en France, s'y est cependant présentée deux fois à mon observation. La première personne chez qui je l'ai vue, est mademoiselle Vallée. Elle était venue visiter mon épouse deux jours avant d'en avoir le fort redoublement, et se plaignait de faiblesse et d'éprouver des alternatives de froid et de chaud. Je reconnus, à ces indices et au pouls, que je touchai, qu'elle ne tarderait pas à être sérieusement malade, et je lui conseillai le quinquina, qu'elle ne voulut pas prendre. Ce ne fut que lorsqu'il eut lieu et qu'elle vit mon prognostic se réaliser, qu'elle consentit à en faire usage. Elle était affaissée, avait beaucoup de mal à la tête, des anxiétés, une pesanteur épigastrique, des nausées et une soif inextinguible; la peau était rouge, chaude et moite; le pouls vîte, petit et concentré, et les urines rouges et claires.

Une once seule de quinquina pris en infusion, et le vin, suffirent pour dissiper la fièvre. Une pareille dose aurait entièrement rétabli ses forces, si des conseils étrangers ne l'avaient pas détournée de le continuer; ce qui a rendu sa convalescence très-longue.

II.e OBSERVATION.

La seconde est une domestique de M. Clanchy Desmontis. Elle était indisposée depuis quelques jours, pendant lesquels elle avait eu assez de courage pour ne pas cesser ses occupations. Obligée enfin à les discontinuer par l'extrême faiblesse dans laquelle elle se trouvait, elle vint me consulter. Je m'aperçus que le fort redoublement aurait lieu dans peu de temps, et je lui recommandai d'aller se mettre au lit, et de prendre de suite du quinquina et du vin. Deux heures s'étaient à peine écoulées, qu'on me manda pour la voir. Je la trouvai alors dans une position semblable à celle où était mademoiselle Vallée lorsqu'elle m'avait fait appeler. Je lui prescrivis de nouveau les remèdes ci-dessus, dont l'usage continué pendant trois jours lui donna des forces suffisantes pour reprendre son travail, après avoir vécu trois jours avec des rôties au vin et la soupe n.° 1.

Cette fille, dont les nerfs sont très-sensibles, s'étant mise environ six mois après dans une colère violente, eut un crachement de sang très-abondant, pour lequel on lui fit appliquer des sangsues et boire beaucoup d'eau de poulet. Son accident et la manière dont elle avait été traitée lui occasionnèrent une faiblesse considérable qui fut suivie d'une fièvre, les symptômes furent les mêmes que celle qu'elle avait déjà eue, et dont elle fut rétablie dans quatre jours par les moyens qui avaient servi à la combattre la première fois. Il sera fait mention ailleurs de cette personne, lorsqu'il s'agira de prouver que la faiblesse dispose à contracter les fièvres d'un mauvais caractère; ce qui arrive quelquefois avec une facilité vraiment capable d'étonner quiconque n'a pas réfléchi sur ce sujet.

CHAPITRE V.

Des Espèces moins communes (1).

ARTICLE PREMIER.

Première espèce.

Fièvre précédée d'un frisson presque insensible, chaleur de la peau à peine augmentée, pouls peu fréquent, élevé, plus mou que dur, se soutenant pendant la rémission, durant laquelle il se concentre; tête lourde, regard abattu, langue belle, soif nulle, douleur violente dans toute la capacité du bas-ventre, augmentant et diminuant avec le paroxisme qui a lieu chaque jour, anxiétés et constipation.

Ces symptômes continuent en s'aggravant pendant plusieurs jours; la chaleur devient nulle, le pouls baisse et se concentre de plus en plus, et les douleurs, qui vont en croissant, sont parvenues à un tel degré de force vers le septième jour, que les malades, qui ne gardent plus aucune position, poussent les hauts cris. Le mou-

(1) Ce sont principalement ces espèces que j'ai vues de tout temps dans les colonies.

vement des intestins qui s'intervertit dans quelques circonstances, rares à la vérité, occasionne par la bouche la sortie des clystères mêlés avec les matières stercorales. A cette époque, les redoublemens sont doubles dans la journée. et l'on observe des instans de délire obscur, plus marqué et plus long à mesure que la maladie fait des progrès.

Ils sont rapidés, puisque du 9 au 10, où les douleurs cessent, et sont remplacées par un calme trompeur, la gangrène s'empare des intestins; le pouls, entièrement tombé, est petit et précipité; le ventre s'ouvre et laisse aller des selles claires, noires et fétides; les yeux, déjà creusés par la douleur et les veilles, s'ênfoncent, le hoquet survient, et le délire, qui, comme je l'ai dit, n'avait encore paru que par intervalles, est continuel, ainsi que les rêvasseries; les sueurs froides annoncent la mort, qui est précédée ou bientôt suivie de pétéchies.

La même cause donne liéu à une série de symptômes qui se montrent sous un aspect en apparence bien dissemblable, mais qui ne diffèrent point en réalité de ceux dont je viens de faire mention, et que, par cette raison, j'ai cru devoir ranger sous la même espèce.

Elle se déclare alors par de légers frissons qui

sont accompagnés de faiblesse, d'anxiétés et de douleurs considérables dans le bas-ventre; la langue est enduite d'un limon ténu et jaunâtre; la chaleur de la peau est naturelle, et le pouls est petit, concentré et faible, à peine accéléré. Il n'y a, ni altération ni mal de tête, mais constipation opiniâtre.

Ces symptômes continuent d'être à-peu-près les mêmes pendant plusieurs jours, si ce n'est que les douleurs, qui sont plus vives dans le fort du paroxisme, deviennent plus intenses à mesure que la fièvre fait des progrès, durant lesquels la faiblesse s'accroît, le ventre se météorise et la peau se plombe. Ces redoublemens reviennent deux fois dans les vingt-quatre heures vers le septième jour; la chaleur de la peau tombe, et la constipation subsiste; le corps est couvert d'une petite moiteur, et les malades, désespérés par la continuation des douleurs, ont de vives anxiétés.

Le mal s'aggrave de plus en plus; les douleurs cessent le dixième jour, et le ventre s'ouvre de lui-même pour donner des selles, liées d'abord, et ensuite claires, brunes et puantes, auxquelles en succèdent bientôt de noires et fétides, qui sont le produit de la dégénérescence des humeurs; les sueurs sont froides et grasses, et l'on aperçoit des taches violettes sur différentes parties du corps. Enfin tous les autres signes précurseurs de la mort paraissent pour l'annoncer, et elle arrive communément du 12 au 14, et plutôt, si on a saigné, et beaucoup rafraîchi.

Ce sont toujours les mêmes remèdes qu'on doit administrer. Le quinquina, soit en poudre, soit en infusion, donné dans le principe, réussit parfaitement seul. Passé le troisième accès dans le premier cas, et le cinquième dans le second, il est à propos de lui adjoindre le camphre, et l'on doit d'autant moins l'oublier dans cette espèce, qu'il fortifie en même temps qu'il calme, et qu'il prévient ainsi la gangrène dont les intestins sont menacés.

Si l'apparence inflammatoire sous laquelle elle paraît, dans le premier cas, semble exiger la saignée, elle pourrait en imposer sur le besoin de ce secours. Elle n'y est cependant pas moins dangereuse que lorsque ses symptômes sont évidemment adynamiques. Elle peut, il est vrai, de même que les anodyns, calmer pour quelques instans les douleurs ; mais ces remèdes ne les font pas plus disparaître que la constipation ne cède à l'usage des bains, des relâchans et des drastiques. Elles ne se font, au contraire, ressentir que plus vivement, et deviennent plus opiniâtres, quand leur effet n'a plus lieu; et le résultat de leur administration, est une faiblesse plus grande et une propension plus facile vers la dissolution.

C'est donc au quinquina qu'il faut avoir recours, en lui donnant pour auxiliaire le camphre, pour peu qu'on n'ait pas été appelé au commencement de la maladie. Par le concours de ces deux substances, la guérison, qu'on osait quelquefois à peine espérer avant qu'on les eût fait prendre, s'opère en quelques jours, et souvent dans les vingt-quatre heures. Le quinquina surtout y semble agir comme par enchantement, et il est nécessaire d'avoir auparavant été témoin de ses effets pour ne pas être étonné de la promptitude du soulagement qu'il apporte aux souffrances des malades, qui n'ont plus besoin dans la suite que d'un doux purgatif, quand l'appétit ne revient pas.

Si les symptômes dont il vient d'être fait mention dans cet article, et qui paraissent si différens les uns des autres, sont pourtant, comme il n'est guères possible d'en douter, au fond les mêmes, et le produit de la même cause, de quelle manière pourra-t-on expliquer la nature d'un principe si opposé dans son action, qu'il suscite chez les uns l'irritabilité, et qu'il enchaîne chez les autres, pour l'anéantir chez tous à-peu-près à la même époque ?

Ière Observation.

Une domestique de M. Drapeau, âgée de 20 ans, et d'un tempérament robuste et sanguin, était à son septième jour, et en proie depuis le premier à de vives douleurs dans le bas-ventre, lesquelles avaient été en croissant. Elle avait pris beaucoup de bouillons et de tisanes rafraîchissans, et plusieurs clystères, dont le dernier, ayant été rendu en entier par la bouche, avait jeté l'épouvante parmi ceux qui prenaient soin d'elle. Ce fut alors qu'on m'appela. Elle avait la tête lourde, sans douleur notable ni altération, était constipée, et ne gardait aucune position, tant étaient violentes ses souffrances ; son pouls était accéléré, un peu élevé et souple, et le ventre météorisé.

Mon premier soin fut de lui faire préparer une potion calmante, dont elle ne reçut aucun soulagement ; ce qui m'engagea à lui ordonner une saignée, après laquelle elle fut plus calme. Je ne jugeais pourtant pas à propos de la réitérer, jusqu'à ce que j'eusse pu m'assurer par moi-même du caractère de sa maladie, que je ne connaissais pas bien encore, parce qu'on n'avait pas répondu d'une manière satisfaisante aux questions que j'avais faites. Je me bornai en conséquence, pour le moment, à lui continuer une tisane adoucissante, où entrait le pavot, et que j'avais conseillée à ma première visite. Il pouvait être trois heures de l'après-midi. De retour à cinq, j'aperçus quelque diminution dans les douleurs et plus de tranquillité dans le pouls; mais à neuf, les souffrances étaient aussi vives et le pouls aussi accéléré que le matin. Je renouvelai mes questions, et j'eus lieu de me convaincre que les symptômes dont j'étais témoin étaient l'effet d'une fièvre d'un mauvais caractère. Je lui prescrivis de suite le quinquina en infusion et à haute dose. Trois onces, prises dans l'espace de trente-six heures, et dont les premiers verres la purgèrent, la mirent en deux jours en état de convalescence, qui fut suivi d'un rétablissement si parfait et si prompt, qu'on en fut étonné.

II.e Observation.

Il y a quelque temps que je fus appelé en consultation pour une femme qui souffrait beaucoup depuis cinq jours, malgré deux fortes saignées; les calmans et beaucoup de boissons relâchantes. Elle n'avait nulle altération, ni mal de tête, mais était légèrement constipée. Je la touchai; la chaleur de la peau était au-dessous de la naturelle; le pouls peu accéléré, souple, sans élévation; le ventre légèrement météorisé. Je reconnus, tant par ce que je voyais, que par les questions que je fis à la malade et aux assistans, la nature de sa fièvre, et j'ordonnai le quinquina en infusion. Elle en fut purgée, et n'eut le lendemain que des douleurs supportables, que l'usage de la même écorce empêcha de reparaître le troisième jour.

III.e Observation.

Elle servira à constater la manière dont j'ai avancé que cette espèce se modifiait dans quelques circonstances.

M..., âgé de vingt-huit ans et d'un tempérament robuste, fut attaqué subitement de douleurs violentes dans toute la capacité du bas-ventre. Le pouls était petit, concentré et sans augmentation de vîtesse bien remarquable, la tête lourde et l'altération nulle. J'eus recours de suite aux calmans, aux bains, ainsi qu'aux boissons adoucissantes et aux clystères. Ces remèdes étant inutiles et la constipation décidée, il fut saigné deux fois, et prit une forte dose d'huile de Ricin qui ne produisit aucun effet; ce qui me détermina à employer les bols suivans :

Prenez de diagrède....................	gr. xv.
Muriate de mercure doux (mercure doux).	gr. xii.
Extrait d'opium......................	gr. ii.
Sirop de Rhamnos....................	gr. s.

Pour trois bols à prendre de vingt en vingt minutes.

Ils suspendirent pendant quelque temps les douleurs, et n'occasionnèrent point d'évacuation, quoique j'eusse fait donner immédiatement après le dernier trois onces de l'huile ci-dessus.

L'état du malade, devenant de jour en jour plus mauvais, on m'adjoignit un autre médecin qui fut de l'avis d'en revenir aux bains, aux clystères et aux calmans, administrés sous une forme différente de celle sous laquelle je les avais donnés, et qui ne réussirent pas mieux que les premiers.

L'inefficacité de tous ces remèdes m'avait fait redoubler d'attention. Les frissonnemens et l'augmentation des douleurs, ainsi que l'accélération du pouls, quoique à peine sensible, lesquels j'avais observé avoir lieu à des époques fixes, m'avaient convaincu, malgré l'absence de la soif et de la chaleur à la peau, que les accidens que nous avions combattus envain étaient purement symptômatiques, et qu'ils dépendaient d'une fièvre insidieuse, qu'on ne dissiperait que par l'emploi du quinquina, que j'indiquai. Ma proposition parut révoltante; car comment oser conseiller dans une pareille circonstance, un médicament qui, loin de calmer les souffrances, devait les augmenter, surtout lorsqu'on prétendait qu'il n'existait pas de fièvre, et que mes efforts pour la faire remarquer étaient vains? Ce remède inspirait d'ailleurs la crainte que son usage ne rendît la constipation opiniâtre. J'assurais au contraire que, dépendant les unes et les autres d'un spasme considérable qui bridait l'action des intestins, elles céderaient bientôt à l'effet des vertus que je connaissais à ce médicament.

Ce ne fut que deux jours après, lorsqu'on vit l'inutilité des moyens dont on continuait à se servir, et que le malade, réduit à une sorte de désespoir, allait succomber à sa faiblesse, qu'on se rendit enfin à mon avis, et qu'il prit du quinquina en infusion à très-haute dose. Le ventre commenca à s'ouvrir au troisième verre, et les suivans firent rendre une grande quantité de matières jaunâtres. Les douleurs diminuaient à mesure que l'évacuation s'en faisait, et la guérison fut complète le troisième jour.

Article II.

Seconde espèce.

Elle est une des plus meurtrières de celles que j'ai observées, et ne laisse le plus souvent qu'un très-faible espoir après le premier accès. Elle se déclare par l'abattement, les anxiétés et une respiration anhéleuse ; le pouls est petit, prompt et gêné ; la langue, d'une couleur rose, pâle, est enduite à sa superficie d'un limon ténu et blanc, et la soif nulle. Quelques heures se sont à peine écoulées, qu'il y a nausées ; les urines sont en outre claires et décolorées, le ventre légèrement tendu, et les facultés intellectuelles diminuées. Si le malade vomit, il rejette des glaires blanchâtres, et ses selles sont liquides et jaunes, s'il va à la garde-robe. La respiration devient moins pénible, et l'agitation produite par les anxiétés plus supportable à mesure que l'accès se relâche.

Prostration des forces lors du redoublement, qui a lieu le lendemain ; oppression, peau sans chaleur, et pouls très-faible, concentré, et ne se relevant pas ; les boissons, prises en petite quantité, ne sont avalées qu'en partie ; le délire se fait apercevoir, et il y a quelques selles brunâtres et sans odeur notable. Si le malade doit périr dans ce redoublement ou dans le commencement du troisième, la peau devient froide et moite; l'oppression et les anxiétés sont à leur comble, les selles brunes et puantes, le délire profond et continuel, et la respiration, dont les mouvemens s'éloignent, cesse enfin à ces époques. Quand, au contraire, la maladie doit atteindre le quatrième jour, ce qui n'arrive jamais, lorsqu'on a rafraîchi ou évacué, et encore moins, lorsqu'on a tiré du sang, ces symptômes emploient alors cet espace de temps à se développer, et sont, en conséquence, plus lents; mais, dans tous les cas, on voit des pétéchies sur diverses parties du corps quelques instans après la mort.

Quand les symptômes sont modérés dans cette espèce, qui est une de celles qui permettent le moins de temporiser, la méthode qui constitue le traitement général est ordinairement suffisante et les a bientôt dissipés; mais il n'en est pas ainsi lorsque son invasion est violente. Le spasme dans lequel se trouvent les viscères les affecte trop fortement pour lui céder, et les moyens les plus énergiques ne sauraient alors avoir trop d'action. Ceux qui paraissent les plus propres à lui être associés, sont : 1.° un large vésicatoire qu'on applique sur la poitrine, qui semble être la partie le plus profondément atteinte: 2.° une onction, que l'on fait chaude sur le tronc et les extrémités supérieures, avec un mélange formé de deux onces de suif; égale quantité d'esprit de vin et une cuillerée de poivre incorporés ensemble, et qu'on réitère toutes les deux heures; 3.° les sinapismes aux pieds. Ces remèdes réunis fortifient le système entier, déterminent les oscillations vers le tissu cutané, et rendent presque nul, en l'universalisant, l'éréthisme des organes. La faiblesse est une contre-indication à ce qu'on fasse suppurer le vésicatoire, et un motif pour continuer le quinquina, le vin et la potion camphrée, jusqu'au parfait rétablissement des forces. Il est bien rare qu'en mettant en pratique ces avis on n'obtienne pas la guérison de cette espèce de fièvre, à laquelle succombent tous ceux qu'elle attaque, s'ils sont abandonnés à eux-mêmes ou traités d'une manière différente de celle que je viens d'exposer.

I.ere OBSERVATION.

Un enfant de deux ans et demi eut, vers les dix heures du soir, une oppression légère, et dormit mal. Je le vis à trois heures du matin le lendemain, et le trouvai absolument avec tous les symptômes qui ont coutume d'avoir lieu dans cette espèce à cette époque, et je proposai de suite un emplâtre vésicatoire sur la poitrine, le quinquina et le camphre. Mais mon avis ayant été rejeté, on lui fit prendre l'ipécacuanha dans une solution de manne, qui lui fit rendre des glaires blanchâtres par la bouche et des matières, ou plutôt de l'eau jaunâtre par les selles. Quoiqu'il eût été très-affaibli par ces évacuations, la respiration se trouvant plus gênée qu'elle ne l'était auparavant, ainsi que cela devait être, on lui fit appliquer deux sangsues, que l'accablement qu'elles causèrent contraignit à ôter de suite. Il succomba au commencement du troisième jour, après avoir éprouvé tous les symptômes qui précèdent la mort dans l'espèce présente.

Deux autres enfans âgés d'environ quatre ans ont péri de la même maladie en quarante-huit heures. On avait appliqué à l'un d'eux des sangsues dans les premiers instans de son invasion, et donné de l'eau de poulet à l'autre.

II.e OBSERVATION.

Le petit Chauvinier, âgé de six ans, avait couché deux nuits avec un de ses frères, attaqué de l'espèce troisième, chapitre III, page 139. Il était très-faible, avait la respiration anhéleuse, le pouls petit, précipité et gêné, des anxiétés considérables, la langue vermeille et recouverte d'un limon très-léger et blanchâtre, et point de soif. Je le mis à l'usage d'une tisane vineuse, dans la crainte de l'affaiblir. Le redoublement fut très-fort le lendemain. Il respirait comme le fait un asthmatique, était dans l'accablement et le délire, et avait déjà eu quelques selles liquides et jaunâtres. Je lui prescrivis de suite le quinquina en extrait, la potion camphrée et le vin de Madère, qui le guérirent parfaitement dans l'espace de quatre jours.

III.e OBSERVATION.

Le plus jeune des enfans de M. Dubois, âgé de trois ans, avait des symptômes semblables à ceux que j'avais observés chez le malade précédent lors de ma première visite. Je ne jugeai pas à propos d'attendre le redoublement pour lui faire prendre les remèdes que je croyais les plus convenables à sa situation. Je lui ordonnai donc ceux que j'ai déjà nommés tant de fois. Le paroxisme, qu'ils n'empêchèrent pas, fut peu conséquent, et la santé était parfaite le troisième jour.

ARTICLE III.

Troisième espèce.

Invasion soudaine, accablement, incapacité de se soutenir; supination dans le lit; regard abattu, angoisses, diminution considérable des facultés sensibles et intellectuelles, vomissement des matières contenues dans l'estomac; altération nulle, pouls accéléré, plein élevé et souple; bientôt perte de connaissance, délire, *coma*, respiration stertoreuse, convulsions dans les muscles des lèvres et du visage.

Ces symptômes, parvenus à leur plus haut degré, décroissent, et la connaissance est entière après douze ou quatorze heures de leur durée.

Mais alors affaissement, selles venant naturellement ou sollicitées par les clystères, crues, de la couleur de lavure de sang et sans odeur; quelquefois suppression des urines, pouls accéléré, plus élevé que le naturel et plus mou.

Second jour, redoublement qui devance de plusieurs heures, et, quoique modéré, assez fort néanmoins pour que les idées soient troublées durant une partie de son cours, pendant lequel le ventre se ballonne; l'abbattement est à son comble; le pouls, écrasé, ne se relève que vers sa fin. Celui du lendemain, qui arrive beaucoup plutôt qu'il ne faudrait pour correspondre à l'accès du premier jour, fait reparaître le délire, le *coma* et le *stertor*, qui sont suivis d'oppression, de convulsions, de hoquet et d'agitations considérables. Les malades succombent trois ou quatre heures après qu'il a commencé, en laissant aller sous eux des matières liquides, noirâtres et très-puantes.

Le premier accès tue souvent dans cette espèce (ce qui ne doit pas étonner ceux qui réfléchissent sur les accidens), et est pris, lorsqu'on n'y apporte pas toute l'attention requise, pour une attaque d'apoplexie, et traité en conséquence. Il est pourtant bien extraordinaire que l'on puisse se méprendre ainsi sur sa nature, en le confondant avec une maladie qui prive à l'instant même de tous les sens internes et des mouvemens volontaires, puisqu'ici la connaissance ne se perd qu'après un certain laps de temps et par degrés, c'est-à-dire, vingt-cinq à trente minutes, et même beaucoup plus tard, et que la faculté d'agir, bien restreinte à la vérité, se conserve durant cet intervalle. D'ailleurs, la souplesse du pouls, qui contraste dans ce cas avec celui qu'on observe dans l'autre, est un indice bien capable de préserver de semblables erreurs, dont il m'est arrivé d'être témoin, et où il n'a pas été en mon pouvoir d'empêcher qu'on ne pratiquât la saignée, que j'y ai toujours vue rendre la mort inévitable.

Ce n'est qu'en appliquant de suite les vésicatoires, soit au dos ou aux jambes, et en prescrivant le quinquina en extrait à haute dose et préparé avec moitié teinture d'Huxham, pour en faire prendre alternativement avec la potion camphrée toutes les vingt minutes, qu'on peut espérer quelque chose; mais il faut encore être appelé dans le premier moment; car l'attaque qui se fait sur le cerveau et qui se transporte quelquefois sur un des principaux organes, et le plus souvent sur les reins, est ordinairement si vive, que la guérison devient, dans la plupart des cas, impossible après le premier accès.

Observation.

J'ai vu un particulier atteint de cette espèce dans une rue dite *la Bléterie*, à Nantes. Il fut saigné, et mourut le troisième jour. Détailler les symptômes qu'il eut et la manière dont il termina sa carrière, serait absolument répéter ce que je viens de dire. Les urines s'étant supprimées pendant le premier accès, il fut sondé avant le premier redoublement, et ne rendit qu'une très-petite quantité d'urines très-épaisses et brunes (1).

Article IV.

Quatrième espèce.

Celle-ci exige une description d'autant plus exacte, que les symptômes en sont si insidieux, qu'il est extrêmement difficile de ne pas se tromper sur le danger auxquels ils exposent les malades. Ils se développent en effet avec tant de lenteur, et leur accroissement est si peu remarquable, vu la grande diminution des facultés sensibles, qu'on n'en soupçonne nullement la gravité. Elle n'est guères évidente que lorsque,

---

(1) J'ai cru devoir placer ici cette espèce, qu'on pourrait aussi ranger dans la classe des fièvres pernicieuses, parce que la promptitude avec laquelle la dissolution s'y opéra, et l'affaissement qui subsiste après le premier accès, m'ont porté à la regarder comme appartenant de plus près à celle des adynamiques.

le principe de la vie se trouvant comme anéanti, le cerveau s'engage pour ne plus laisser d'espérance.

Elle commence à se manifester par un air d'étonnement qui en est le principal symptôme, l'accompagne pendant toute sa durée, et augmente à chaque redoublement, qui sont si légers, qu'ils permettent à peine de les remarquer. Les malades, qui ne paraissent pas l'être, ont un air singulier de suprise; leurs discours et les réponses qu'ils font quand on leur parle, plus propres à faire rire les spectateurs qu'à leur inspirer des craintes, n'ont rien d'irraisonnable; leur teint et leur visage n'ont pas visiblement changé. Ils disent cependant qu'ils sont plus mal qu'on ne le pense, et que l'on né s'apercevra du péril où ils sont que quand il ne sera plus temps de les secourir. On les plaisante, parce que l'on croit que leur imagination seule est frappée. Les médecins eux-mêmes ne partagent que trop l'erreur des assistans; ils ne s'inquiètent pas d'un pareil état qui leur paraît exempt de fièvre. Comme elle y est presque insensible, la prévention s'oppose à ce qu'ils la reconnaissent, quoiqu'elle soit continue, et avec des redoublemens, dans le fort desquels, comme je l'ai déjà dit, l'étonnement est plus marqué. Ce qui contribue encore à rendre la méprise plus facile, c'est que les malades ont assez de force pour sortir de leur lit ou s'y tenir sur leur séant pendant la plus grande partie du jour. Ils ne prennent, à la vérité, aucune nourriture; mais on prétend qu'ils ont la manie de ne le pas faire; ils ne refusent cependant pas de boire, bien qu'ils ne soient pas altérés. Les cinq à six premiers jours se passent sans augmentation apparente des symptômes. Après cette époque, le pouls est plus faible et plus concentré; les redoublemens se montrent deux fois dans le cours d'un seul; la langue se salit; les urines, qui étaient claires, se décolorent, et le ventre se météorise; la maladie s'aggrave de plus en plus, et n'est pas encore jugée mériter autant d'attention qu'elle en exige réellement.

Enfin du 10 au 14, la langue devient fuligineuse, et la faiblesse très-grande; le ventre se tend, et l'on est parvenu au moment fatal où la tête se perd tout-à-coup, lorsqu'on n'avait encore soupçonné qu'un léger égarement de la raison dans les derniers paroxismes, et qu'il n'y avait que peu d'instans qu'on avait forcé les malades à sortir de leur lit, dans la vue d'en changer l'air et de les rafraîchir. Ils succombent quelques heures après, au grand étonnement de ceux qui les environnent; et ce qu'il y a de plus particulier, c'est que la couleur et les traits du visage sont à peine changés, et que la chaleur ne s'éteint qu'après un laps de temps considérable. Cet état extraordinaire porte à croire qu'ils ne sont pas morts, et à mettre en usage les moyens propres à s'en assurer. Leurs cadavres sont pourtant parsemés en différens endroits de petites taches brunes, qu'on prend alors pour des piqûres de puces.

On peut juger de la gravité et de la grandeur du péril auquel sont échappés ceux qui ont le bonheur d'en guérir, par la chûte de leurs cheveux, qui tombent tous et comme en paquet lorsqu'ils sont en convalescence.

Cette espèce, qui se prolonge souvent jusqu'au vingt-unième, et en Europe au trentième jour, parce que dans ces cas le développement des symptômes y est moins rapide, a particulièrement prise sur les personnes du sexe depuis quatorze jusqu'à vingt ans.

Il serait inutile d'entrer dans des détails au sujet de son traitement, qui n'exige pas d'autres remèdes que ceux indiqués dans les généralités. Elle cède bientôt à leur usage, si l'on a pas trop tardé à les prescrire, et il n'est pas nécessaire de le continuer aussi long-temps qu'on le fait dans la plupart des autres espèces.

OBSERVATION.

Je n'ai vu qu'une seule fois cette espèce en France chez une demoiselle d'environ vingt ans. Les symptômes étaient parfaitement ceux qu'on y observe dans les colonies. Elle en était attaquée depuis huit jours, lorsque je fus appelé. Guérie dans l'espace de cinq ou six, elle ne recouvra ses forces que long-temps après, et, quoique sa maladie n'eût pas été longue, elle n'en perdit pas moins totalement ses cheveux vers le milieu de sa convalescence.

On m'a parlé d'une jeune personne de dix-huit ans, qui en avait été la victime, et qui n'y a succombé que très-tard (environ le trentième jour). Sa mort surprit tellement ceux qui la traitaient, qu'ils ne pouvaient y croire, et ce ne fut qu'à la suite de tentatives inutilement multipliées qu'ils consentirent enfin à l'abandonner. Elle s'était levée deux heures avant d'expirer, et son cadavre conservait encore toute sa chaleur long-temps après.

Je me suis fait rendre compte de toutes les circonstances dans lesquelles cette malade s'était trouvée, par une personne très-sensée, qui en a reconnu l'identité à la lecture que je lui ai faite de cette espèce.

ARTICLE V.

Cinquième espèce.

Les malades sont attaqués brusquement, et sans avant-coureur de fièvre ordinairement précédée d'un léger frisson, et accompagnée de douleurs considérables dans toute la capacité abdominale, plus forte cependant dans l'un de ses côtés, et d'une grande gêne dans la respiration, sans altération ni mal de tête. La chaleur et la couleur de la peau sont naturelles, et le pouls peu accéléré, plein et mou (ce qui le différencie de celui des coliques inflammatoires, où il est prompt, élevé et dur, avec soif, et communément mal à la tête; et des spasmodiques, où on le trouve petit, concentré et rénitent, avec quelques intermittences et de la moiteur à la peau). La langue est blanchâtre et les urines ténues, rouges et en petite quantité. Le malade est en supination, ou contraint par les douleurs à se tenir sur celui des côtés où elles se sont réunies, après avoir été éparses dans le commencement. La respiration est alors plus difficile; il n'y a point de toux, mais beaucoup d'accablement et d'anxiétés.

Ces symptômes diminuent après dix ou douze heures de durée, et deviennent assez modérés pour permettre de longs intervalles de sommeil. Le pouls tombe, et les urines continuent à être rares.

Le redoublement a lieu le lendemain à la même heure, et lorsqu'il se relâche, la chaleur disparaît, le pouls s'écrase, le délire survient, et la mort arrive au milieu de douleurs et d'agitations extrêmes. Le sang, déjà dissous, sort en abondance par les narines et la bouche.

Quand la cause qui produit cette espèce est moins active, elle se prolonge jusqu'au troisième jour.

Il est inutile d'insister sur la nécessité de brusquer une semblable maladie, puisqu'elle laisse aussi peu de temps pour se reconnaître, et encore moins sur celle de donner le quinquina et la potion camphrée à des doses fortes et le plus rapprochées. Ces remèdes sont le seul moyen d'empêcher l'effet meurtrier du redoublement, et de prévenir la dégénération des humeurs, dont les progrès sont effrayans. On les continue pendant deux ou trois jours, selon le besoin, afin d'achever de détruire le délétère qui l'a occasionnée, et de s'opposer à ce qu'il ne se produise de nouveau.

On doit en outre éviter avec le plus grand soin tout ce qui tend à relâcher, et surtout les narcotiques, qu'une théorie fausse a conseillés, dans ces derniers temps, contre les cas de cette nature, où la faiblesse y est évidente. La violence des douleurs paraît, à la vérité, les réclamer; mais ils n'ont aucune prise sur elles, non plus que sur les autres accidens qui ne diminuent qu'avec la rémission de l'accès, et ils ne servent, en affaissant la machine entière, qu'à laisser à la cause qui les a fait naître, une facilité plus grande pour en opérer la destruction.

I.ère OBSERVATION.

Le nommé Danguy, porte-faix, homme fort et âgé d'environ 45 ans, sortit à sept heures du matin pour travailler, comme il avait coutume de le faire, et fut quelques instans après obligé de rentrer chez lui par la violence des douleurs qu'il éprouvait dans le bas-ventre. Je fus appelé de suite; mais, ne pouvant me rendre aussi promptement que le desirait sa femme, elle avait envoyé chercher un de mes confrères, qui arriva lorsque je l'interrogeais. Il était absolument dans la position décrite dans cet article. Les douleurs étant encore éparses, nous convînmes ensemble de lui donner une potion calmante et des clystères. Inquiet sur son état, je lui fis seul une visite à onze heures. Les douleurs s'étaient rassemblées dans le côté droit, et la respiration était pénible : ce qui m'engagea à lui faire appliquer huit sangsues sur la partie souffrante à quatre heures après-midi. La douleur n'ayant pas sensiblement diminué, je lui fis mettre un vésicatoire sur le même endroit. A neuf, il était assez tranquille, et dormit à diverses reprises pendant la moitié de la nuit; de sorte qu'il se croyait déjà guéri le jour suivant à sept heures du matin. Sa femme même, à qui je dis que je reviendrais à onze, parce que je n'étais pas content de son état, me remercia, dans la persuasion où elle était que la maladie de son mari n'était qu'une simple colique. J'y retournai néanmoins. Il venait de mourir, après avoir eu de fortes agitations et rendu beaucoup de sang par la bouche et par le nez.

II.e OBSERVATION.

Mademoiselle Maubec, âgée d'environ 42 ans, s'était bien portée jusqu'à quatre heures dans l'après-midi où elle commença à ressentir de vives douleurs dans tout le bas-ventre, lesquelles étaient réunies dans l'hypocondre droit à huit heures, instant auquel je me rendis chez elle. Elle avait en outre tous les symptômes qui appartiennent à cette espèce, et n'observait aucune position. Je la mis de suite à l'usage du quinquina en infusion et du camphre. Le redoublement du lendemain ne fut accompagné que d'une douleur très-légère, qui ne parut pas le jour suivant, où elle fut parfaitement guérie.

ARTICLE VI.

Sixième espèce.

Frisson subit précédé d'un mal-aise de quelques instans, si considérable, que tout le corps tremble. Les idées sont bientôt confuses; la langue est blanchâtre, la peau terne, le pouls prompt, élevé et mou; les urines ténues et décolorées; la soif nulle, le ventre un peu tendu; il y a pesanteur à l'épigastre, prostration des forces, de l'agitation et de grandes anxiétés.

Après deux ou trois heures d'une durée obstinée, le frisson cesse, et le pouls, loin de s'élever, tombe, est plus accéléré, et se concentre : il acquiert une certaine rondeur, et frappe le doigt comme le pourrait faire un petit pois sphérique qui aurait de la mollesse (Ce pouls est, en général, celui qui caractérise le plus la dégénérescence). L'agitation et les anxiétés redoublent, le délire est parfait et continuel, le teint se plombe et le ventre se météorise.

Le mal empire à vue d'œil, le pouls s'affaiblit, il n'y a plus de position; les anxiétés sont à leur comble; le ventre ballonné laisse échapper des matières liquides, noires et fétides; les pieds et la partie inférieure des jambes sont froids et livides; les cuisses éprouvent bientôt le même sort; enfin, la gangrène gagnant de proche en proche avec une rapidité étonnante, le corps entier devient noir, et répand, peu de temps après la mort, une odeur cadavéreuse. Huit ou dix heures suffisent pour opérer une pareille révolution et terminer la vie.

Il est cependant des sujets qui meurent moins promptement et qui ne succombent que dans le redoublement qui suit le premier accès. Ils sont, lorsqu'il est entièrement tombé, froids et abattus, jouissent de toute leur raison et témoignent une vive inquiétude. La peau est plombée, la langue brune, le pouls très-faible et concentré, et le ventre donne de temps en temps des selles noirâtres et peu liées. Lorsque la fièvre redouble, ce qui est annoncé par un petit frisson, les selles sont plus fréquentes, liquides, noires et infectes; la tête se perd, et tout achève de se passer dans l'espace de trois ou quatre heures comme je l'ai rapporté ci-dessus.

La nature est si vivement attaquée dans cette espèce, dont la marche est si étrangement rapide, que le seul prognostic raisonnable qu'on en puisse porter, est une mort prochaine. Néanmoins, comme il se rencontre des individus qui en sont attaqués d'une manière moins terrible, et qu'on ne doit jamais abandonner les malades à leur désespoir, ni fournir contre soi des armes à la méchanceté, il faut bien se donner de garde de rester oisif, fût-on même sûr de ne pas réussir, ce dont il n'est que trop possible de répondre dans tous les cas.

Les remèdes les plus actifs ne peuvent jamais l'être trop ici, puisqu'il s'agit de combattre un spasme profond qui, en tenant enchaîné le principe de la vie, glace tous les sens, et abandonne ainsi les humeurs à une dégénération subite, en les privant du mouvement qui les anime.

Ceux qui paraissent le plus susceptibles d'être

utiles dans une circonstance aussi grave, sont, pendant le frisson, une infusion de tilleul ou de feuilles d'oranger très-chaude, dans laquelle on met autant de liqueur anodyne minérale que le malade en peut supporter, et six cuillerées d'un mélange fait avec partie égale de vin chaud, de teinture d'Huxham et d'eau de canelle simple, qu'on donne alternativement toutes les dix minutes; enfin, l'application d'un large vésicatoire entre les épaules, celle des sinapismes aux pieds, et des frictions faites sur tout le corps avec des linges chauds. Lorsqu'il a cessé, on a incontinent recours à l'extrait de quinquina, qu'on prépare à double dose avec la teinture d'Huxham et le vin, par égale partie, et à la potion camphrée. Il faut faire prendre de ces médicamens alternativement tous les quarts-d'heure, et dans l'intervalle, trois à quatre cuillerées de vin chaud, tel qu'il est recommandé dans les généralités. Si ces moyens manquent le but qu'on s'en était promis, ce que l'expérience ne prouve que trop souvent, on a au moins la satisfaction de n'avoir rien négligé de ce qui peut sauver les malades, et l'on est à l'abri des inculpations auxquelles exposerait une conduite différente. Le quatrième des malades que j'ai perdu dans mon dernier voyage à la

Guadeloupe, et que j'ai vu dès le moment de sa chûte, était attaqué de cette espèce.

ARTICLE VII.

Septième espèce.

Frisson fort et de courte durée, auquel succède un froid glacial et des sueurs si abondantes, que les malades mouillent huit à dix chemises par heure. Les traits du visage sont retirés, les yeux mornes et enfoncés, la langue blanchâtre, la soif inextinguible, le pouls précipité, petit et très-concentré, et la parole difficile. Il y a oppression épigastrique, angoisses inexprimables, suppression des urines, douleur considérable dans tout le bas-ventre, qui se météorise promptement, et le délire ne tarde pas à paraître. Les malades succombent à cet état dans quelques heures (de huit à douze), excédés par la quantité des sueurs et des selles. Ces dernières, fréquentes, claires, jaunâtres d'abord et sans beaucoup d'odeur, deviennent bientôt noires et fétides. Le corps se couvre de pétéchies après la mort.

La nature est si promptement épuisée dans cette espèce, par l'abondance des sueurs d'excrétion qu'occasionne le spasme porté à l'excès, qu'il est impossible de pouvoir temporiser un instant. Ce qui m'a paru préférable pour rappeler la chaleur et faire cesser le spasme, et que j'ai employé avec succès, c'est la teinture d'Huxham à la dose de quatre cuillerées dans autant de bon vin qu'on fait bouillir légèrement avec de la canelle ou de la noix muscade concassées, et qu'on donne avec la potion camphrée alternativement toutes les six minutes.

Ce remède, administré au commencement de l'accès, agit d'une manière si efficace, que la guérison est opérée en moins de vingt-quatre heures. Il est nécessaire d'en éloigner les doses lorsque les malades éprouvent un mieux être décidé : il en est de même dans les cas où ayant-été donnés plus tard, les accidens commencent à diminuer. C'en est fait des malades si l'accès est fort avancé; le mal a fait alors des progrès trop grands pour qu'ils ne soient pas inutiles, de même que tous ceux qu'on pourrait leur substituer.

Article VIII.

Huitième espèce.

Dans cette espèce, que je n'ai vue que trois fois, les malades paraissent jouir il n'y a qu'un moment de la santé la plus parfaite : maintenant leurs facultés intellectuelles sont dérangées, et ils se trouvent contraints, par l'extrême faiblesse où ils sont, à se mettre au lit, où ils se tiennent en supination. Ils se sentent brisés, et se plaignent de douleurs dans toutes les parties du corps. La peau a la rougeur de celle d'écrevisses bouillies, avec une nuance de jaune, et n'a qu'une chaleur modérée. Les yeux, qui ont la même couleur, ont leurs vaisseaux dilatés et gorgés de sang; la respiration est lente et oppressée, le pouls accéléré, mou, élevé, large et comme boursoufflé; la langue vermeille et légèrement safranée, est sans enduit et épaisse; les urines sont ardentes, d'un jaune clair, chargées et sans dépôt, et le ventre un peu tendu; il y a aussi de vives anxiétés, mais nulle altération. Il survient bientôt des vomissemens de matières aqueuses et jaunes, immédiatement suivis de selles de même nature et qui n'ont point d'odeur.

L'accès conserve sa force pendant six à sept heures et le calme renaît peu-à-peu; mais les malades restent accablés. La bile s'extravase pendant le redoublement qui a lieu le lendemain. La peau, qui a perdu sa chaleur, est jaune, ainsi que les yeux; le pouls, moins prompt et moins élevé, se concentre en conservant sa mollesse; on observe un léger délire, et la langue, couverte d'un limon bilieux, est tuméfiée et le ventre et les hypocondres gonflés; les urines, en petite quantité, sont jaunes, ainsi que les matières rendues par le vomissement et par les selles : ces deux dernière évacuations sont l'une et l'autre moins fréquentes, et ont acquis, surtout la seconde, une certaine consistance. Les anxiétés sont plus considérables et la respiration plus lourde, et les malades, qui recouvrent leur raison à mesure que le paroxisme tombe, paraissent fort inquiets.

Le mal fait des progrès rapides; il y a souvent, dès le troisième jour, deux exacerbations dans les vingt-quatre heures, accompagnées d'un délire plus long et plus marqué, en raison de leur durée, et après lesquelles les malades jouissent de la plénitude de leurs fonctions intellectuelles. La langue, qui continue à s'épaissir, apporte beaucoup de difficulté à ce que l'on comprenne ce qu'ils disent; le corps entier se tuméfie, sa couleur se fonce et se plombe; la prostration des forces est alors telle, qu'ils sont presque immobiles; les selles, qui coulent d'elles-mêmes, sont brunâtres et puantes; le hoquet a lieu par intervalles; le pouls tombe, s'affaiblit et se concentre, et il n'y a plus que quelques momens de connaissance; enfin, elle se perd tout-à-fait du cinquième au septième jour; le hoquet ne cesse plus, les sueurs froides percent; la poitrine se soulève à peine, le râle survient, et la mort arrive après une longue et paisible agonie. Les malades vont quelquefois au dixième jour, mais ce n'est jamais que lorsque les forces ont été vivement soutenues.

Les hommes gras et corpulens y sont plus sujets que les maigres, pour lesquels il est encore des ressources après le troisième jour, tandis qu'il est fort difficile d'être utile aux premiers après le second.

Il n'est point d'espèce où la saignée soit plus déplacée que dans celle-ci, malgré la rougeur de la peau et les apparences de phlogose sous lesquelles elle se manifeste. Il suffit, pour se convaincre qu'elle y est infiniment nuisible, de tâter le pouls des malades, dont la mollesse indique l'inertie du ton fébrile, déjà démontrée par l'accablement extrême où ils sont. D'ailleurs, l'absence de la soif et la chaleur de la peau, qui ne répondent point avec sa couleur, en dénotent assez le caractère, qui défend de recourir à la saignée. Les vomitifs, pour lesquels il n'y a point d'indication, et qu'on administre seulement par routine le premier jour, jettent dans un accablement soudain, par l'abondance des selles qu'ils occasionnent, et qui ne cessent le plus souvent qu'avec la vie, qu'elles terminent bientôt. Quoique les rafraîchissans y soient moins dangereux, leur usage n'y est cependant guères moins préjudiciable, en ce qu'ils achèvent d'éteindre le peu de chaleur qui reste, et d'anéantir ainsi l'action vitale, qui demande au contraire à être relevée. C'est donc encore à ma méthode qu'il est nécessaire de recourir, et il le faut faire sur-le-champ, si l'on veut en obtenir du succès. On donne ici les remèdes d'une manière un peu différente que dans les autres espèces, et l'on y prescrit le quinquina à double dose, pour l'infusion, que l'on coupe avec égale portion de vin de Madère et la teinture d'Huxham, dont on fait prendre chaque fois deux onces mêlées avec une égale quantité de celui de Bordeaux, que l'on y ajoute pour la rendre supportable sans en diminuer l'effet. Ces médicamens s'administrent de demi-heure en demi-heure, en commençant par le dernier mélange, qui peut être préparé sur-le-champ.

J'ai vu, en suivant ce procédé, l'accès céder en moins de quatre heures, et tomber ensuite au point que les malades pouvaient se lever vers sa fin et n'avoir plus besoin, pour recouvrer une santé parfaite, que de le continuer le lendemain, en mettant d'abord un intervalle de deux heures et ensuite de trois entre chacune de leurs doses. Mais, ce changement heureux et subit n'a lieu que lorsqu'ils sont donnés au moment même de l'invasion, ou tout au moins deux ou trois heures après; car, si l'on attend le milieu du paroxisme, ils en exigent une administration beaucoup plus longue et le concours du camphre. On doit aussi alors, afin de prévenir l'épanchement de la bile, qui a lieu, ainsi que je l'ai dit, pendant le premier redoublement, que, dans la dernière supposition, on ne peut empêcher d'être violent; on doit, dis-je, préparer l'infusion de quinquina avec une décoction de racines apéritives, pour tâcher d'en déterminer le cours vers les reins. Cette manière de la faire est encore plus nécessaire pour en débarrasser la masse des humeurs, lorque par son extravasion elle s'est confondue avec elles.

ARTICLE IX.

Neuvième espèce.

Les malades traînent pendant quelque temps sans se plaindre, si ce n'est d'une diminution de l'appétit et des forces. Ils tombent ensuite tout-à-coup, et l'accablement les contraint à se mettre au lit, où ils se tiennent en supination, dans une tranquillité parfaite et sans éprouver aucune douleur. Le regard est étonné, la voix faible, et la région épigastrique serrée; les yeux ont une teinte jaune, ainsi que la peau, qui est sans chaleur. La soif est nulle, le pouls lent, mou et concentré, les urines ténues et d'un rouge safrané, le ventre un peu tendu et sec; les redoublemens, précédés d'un petit frisson, sont à peine sensibles.

Cet état dure cinq jours, pendant lesquels la couleur de la peau se fonce et devient entièrement jaune. On observe après cette époque deux redoublemens dans les vingt-quatre heures, lesquels ne sont guères sensibles que par les frissons qui les devancent. Les malades sont toujours tranquilles, quoique très-inquiets et oppressés. Le pouls est plus lent, plus faible et plus concentré; le limon qui couvre la langue est d'un jaune sale, les urines brunâtres et le ventre météorisé; le délire a lieu dans le fort des paroxismes, et disparaît ensuite. A la fin du septième jour, la couleur de la peau se plombe, et le corps est légèrement bouffi.

La maladie continuant à faire des progrès, le délire se prolonge, le ventre s'ouvre; les selles, d'abord rares, crues, jaunâtres et sans beaucoup d'odeur, se rapprochent bientôt, et sont noirâtres et puantes; le hoquet survient dans la suite, accompagné de petites sueurs épaisses et froides; il paraît, sur différentes parties du corps, des pétéchies qui rendent la dissolution évidente; les fonctions intellectuelles sont nulles dans presque tous les instans; les selles coulent d'elles-mêmes et sont fétides; l'oppression et le froid augmentent; enfin, les malades meurent du dix au quatorze, et leurs cadavres ne tardent pas à se putréfier.

Cette espèce, qui est très-rare, et qu'on pourrait nommer *jaune-lente*, en l'opposant à la précédente espèce de ce chapitre, qu'on appellerait alors *jaune-aiguë*, non parce que la différence du temps qu'elles mettent l'une et l'autre à parcourir leurs périodes soit fort grande, puisqu'elles y emploient à-peu-près le même, mais parce que la langueur et la bénignité apparentes des symptômes de la première sont propres à en imposer sur sa gravité réelle, et forment un contraste frappant avec ceux de la seconde, qui décèlent dès son invasion, par leur vivacité, tout le danger où se trouvent les malades (1).

---

(1) En disant qu'on pourrait appeler *fièvres jaunes* ces affections, je suis bien loin de croire qu'on doive les assimiler à la *fièvre-jaune* proprement dite; ce serait, dans

Cette dissemblance dans leurs symptômes n'est pourtant pas ce qui les distingue le plus; car, si le péril n'est pas aussi évident dans l'une, la dissolution s'y opère néanmoins avec une promptitude presque égale, dans le silence et par le défaut de jeu des solides, qu'elle le fait à découvert dans l'autre, où rien n'en gêne les mouvemens; de sorte que la mort est toujours, dans ces deux circonstances, le résultat de ce qui se passe dans les individus, qui ont cependant, dans la première, l'avantage inappréciable de pouvoir encore être secourus avec succès, lorsqu'ils sont depuis plusieurs jours sans ressource dans la seconde. Le traitement de celle dont il est ici question, et qui forme une exception d'un nouveau genre à la règle générale, met entre elles une opposition plus marquée. En effet, on a vu que le quinquina fait la base de celui des autres espèces, et qu'il est essentiel de l'administrer dans toutes, et que, si le concours des autres remèdes est nécessaire dans le plus grand nombre, il en est pourtant où l'on obtient la guérison

ce cas, confondre toutes les idées, puisqu'elles n'y ont guères plus de rapport, surtout la dernière, qu'il n'en existe entre elle et une fièvre gastrique, durant le cours de laquelle la jaunisse se déclare.

par son moyen seul. Il n'en est pas de même ici, où il devient, en quelque façon, ainsi que le camphre, un moyen secondaire, tandis que le citron est l'instrument principal de la cure, qui n'a pas lieu sans lui (1).

Son emploi, dans cette espèce, n'est point, comme il le semblerait d'abord, un effet du hasard; il est plus probablement dû aux tentatives multipliées qu'on a été obligé de faire dans diverses occasions où les secours ordinaires ne réussissaient pas. Donné d'abord avec fruit à l'intérieur, dans les fièvres bilieuses (gastriques) et dans les inflammatoires putrides (angio-gastriques), et prescrit ensuite à l'extérieur, tantôt seul et froid, lorsque la chaleur était vive, et tantôt chaud et mêlé avec une substance irritante, telle que le sel marin, pour la ranimer, lorsqu'elle commençait à s'éteindre; ses succès, dans ces cas, en auront fait étendre l'usage à beaucoup d'autres, dans quelques-uns desquels il aura sans doute été nuisible. Ainsi, ce n'est qu'après des essais réitérés qu'on s'est enfin

---

(1) J'indique ici le citron par préférence aux autres fruits acides : tels que le limon, l'ananas, la pomme acajou, qui peuvent le remplacer, parce que étant très-commun, on se le procure plus facilement qu'aucun d'eux.

fixé pour son adoption dans ceux auxquels il convient, et pour son exclusion dans les autres.

L'expérience seule a donc fait connaître les vertus bienfaisantes de ce végétal dans cette espèce; car on avouera qu'il est difficile d'expliquer pourquoi il est recommandé dans une circonstance où la chaleur est nulle, et dans laquelle je parais agir contre mes propres principes en le conseillant. Néanmoins, si on réfléchit que tout y languit faute d'action, et que le suc de citron chaud et saturé de sel est un moyen puissant de solliciter la peau à reprendre ses fonctions, par l'irritation qu'il lui cause, et de dissiper par-là le spasme qui la rend inerte; si l'on considère en outre qu'introduit dans le torrent de la circulation, chargé de particules actives, il sert, en quelque manière, d'aiguillon aux humeurs croupissantes, en se mêlant avec elles; mais surtout à la bile, qu'il pénètre d'autant plus aisément, que ses principes semblent avoir plus d'affinité avec lui; on se convaincra du secours dont il est à la nature pour la tirer de l'engourdissement où elle est plongée.

Son traitement consiste à frotter pendant quelques minutes, et de demi-heure en demi-heure, tout le corps du malade, à l'exception de la poitrine, avec le mélange n.° 10, jusqu'à ce que la chaleur reparaisse et que la circulation devienne plus libre, moment où l'on commence à éloigner les frictions, et à donner en même temps d'heure en heure, et alternativement, la potion camphrée et l'extrait de quinquina. Ces remèdes réunis relèvent les forces, suscitent les organes, et les rendent susceptibles des oscillations dont dépend le succès de la guérison. Comme la bile s'est épanchée dans cette espèce, on en favorise l'évacuation par l'usage des apéritifs et des amers en apozêmes, et l'on purge, s'il se manifeste des indications de le faire, avec le minoratif n.° 7. La convalescence est un peu longue; mais, en faisant observer un bon régime aux malades, et en les repurgeant selon le besoin, ils n'ont guères de rechûte à craindre, et ils sont, une fois leur santé rétablie, moins sujets à contracter les maladies que ne le sont ceux qui en ont essuyé une des autres espèces.

Le tableau que je viens de tracer de la fièvre qui règne épidémiquement dans les Indes occidentales est exact, et la nature elle-même m'en a fourni les couleurs. Quel que soit pourtant le nombre des espèces dont j'ai donné la description, je suis bien loin de l'avoir épuisé, puisque l'âge, le tempérament, le sexe, la disposition actuelle des sujets, le climat et la forme que peut prendre l'épidémie à certaines époques, la rendent susceptible de variations infinies dont j'ai cru ne devoir exposer que les principales. En m'arrêtant à celles qui n'en different que par de légères nuances, je les aurais multipliées de manière à rendre leur caractère plus difficile à saisir, lorsque mon intention a été de le déterminer si positivement, qu'il soit impossible de s'y méprendre. Ainsi, il ne sera pas nécessaire qu'une fièvre soit accompagnée de tous les symptômes décrits dans une de ces espèces, ni qu'elle suive en tout point la marche qu'on y observe pour la ranger dans leur classe : il suffira qu'elle le soit des plus marquans, et que la faiblesse et l'embarras où se trouve la nature décèlent l'absence de cette énergie vitale qui la rendrait capable de lutter avec avantage contre le danger auquel elle est en proie, comme le déploiement de ses forces indique qu'elle peut le faire dans les maladies ordinaires. Si ces signes seuls n'étaient pas une preuve assez sûre de sa similitude avec elles pour qu'on pût en être absolument certain, ils en seraient toujours une très-forte pour la soupçonner, et pour prendre en conséquence contre elle toutes les précautions que commandent les cas douteux.

CHAPITRE VI.

J'ai dit, dans le chap. III, art. I, p. 102, que la faiblesse est en quelque sorte l'apanage de la fièvre qui règne aux Indes occidentales, et je crois l'avoir prouvé jusqu'à l'évidence, en faisant l'énumération des symptômes qui la caractérisent; mais j'ai avancé : 1.° que cette disposition préparait les corps, lorsqu'elle s'y rencontrait, à la contracter avec une facilité telle, que la plus légère occasion suffisait pour y donner lieu; vérité qui est une conséquence de la première, et j'ajoute ici, qu'abstraction faite de toute autre cause, elle est elle-même seule un fond de maladie très-grave et souvent mortelle; 2.° que cette fièvre est contagieuse, tant dans les pays chauds que dans nos climats; 3.° enfin que la plupart des maladies qu'on voit depuis plusieurs années en Europe en ont le caractère.

Quoiqu'il me semble impossible que l'on puisse révoquer en doute la réalité de ces propositions, je crois cependant qu'elles exigent qu'on les discute, et qu'on les appuie d'observations précises qui en assurent la certitude, parce qu'elles pourraient bien ne pas être généralement regardées comme aussi constantes qu'elles le sont en effet. C'est ce que je me propose de faire dans ce chapitre, qui contiendra trois articles, et où je suivrai la marche que j'ai adoptée pour les précédens, comme étant la plus propre à prévenir toute espèce d'objections.

ARTICLE PREMIER.

La faiblesse dispose à contracter les fièvres d'un mauvais caractère, et est elle-même seule un fond de maladie très-grave et souvent mortelle.

Je vais traiter séparément chacun des deux points que cette proposition renferme, et je dis, quant au premier, que pour peu qu'on ait lu avec fruit les auteurs, et qu'on ait soi-même exercé pendant quelques années la médecine avec les connaissances et l'attention requises, on doit être déjà convaincu que la faiblesse, étant l'état le moins capable de résister aux attaques que les corps ont à souffrir des causes extérieures, est par conséquent le plus propre à en recevoir les impressions : or, si le principe qui produit la fièvre dont nous nous entretenons tend par sa nature à précipiter les individus, ainsi qu'il est évident qu'il le fait, ne doit-il pas aussi avoir plus de prise sur ceux qui en sont déjà atteints que sur les autres ?

Cet argument est clair, et la conclusion que j'en tire sans replique. Consultons cependant l'expérience : elle nous apprend que tous les praticiens de tous les âges sont d'accord sur cette vérité ; que les pauvres, dont la nourriture n'est en général ni assez abondante ni assez substantielle pour réparer les pertes que leur occasionnent les travaux forcés auxquels ils s'élèvent journellement, et qui sont par cela même dans une sorte de débilité continuelle, sont attaqués les premiers des maladies populaires, tandis que les riches n'en deviennent la proie que lorsque la cause qui les a fait naître est parvenue enfin à avoir acquis des forces suffisantes pour qu'ils ne puissent plus s'y soustraire. Ainsi les miasmes répandus dans l'atmosphère trouvent à s'introduire dans les corps languissans des premiers une facilité qu'ils ne rencontrent pas dans ceux des autres, où la vitalité est en pleine vigueur. Ce n'est donc qu'à une diminution de l'énergie de cette dernière, suite de leur faiblesse acquise, qu'il faut attribuer la susceptibilité que les pauvres ont à contracter les maladies contagieuses, contre lesquelles son intégrité fait lutter pendant long-temps les individus des classes élevées.

Si pourtant cette faiblesse *acquise*, presque naturelle au premiers, et en cela moins dangereuse pour eux, par l'habitude où ils sont d'y être, les dispose à recevoir aussi aisément les levains morbifiques, avec combien plus de facilité ceux qu'on affaiblit tout-à-coup par un traitement vicieux ne les admettront-ils pas, surtout lorsque cette débilité, qu'on peut appeler *factice*, est considérable, et qu'elle laisse toutes les voies ouvertes à l'introduction des délétères?

Ce serait par conséquent, à mon avis, une chose surprenante, même dans notre hémisphère, qu'on ne mît pas à deux doigts de sa perte l'homme le plus robuste, par deux saignées, les bains et les rafraîchissans continués pendant huit jours, dans un temps d'épidémie d'un mauvais caractère. Aussi, suis-je bien persuadé que la personne qui fait le sujet de l'observation de l'espèce quatrième, chapitre IV, pag. 188, qui, à cela près, de la douleur qu'elle ressentait à la hanche, jouissait d'une santé parfaite, vivrait encore, sans l'application indiscrète qu'on lui fit des sangsues, les bains et les boissons relâchantes qui l'avaient préparée à recevoir le germe de la maladie dont elle est morte. Ce que j'eus occasion de voir à la même époque, sur l'épouse du nommé Hyver, pêcheur, demeurant prairie d'Amont, quartier retiré de cette ville, et sur la domestique de M. Desmontis Clauchy, aurait bien été capable de me faire adopter ce sentiment, si je n'y avais pas été déjà confirmé depuis long-temps. Je vais rapporter en entier ce qui concerne l'épouse du nommé Hyver, en renvoyant, pour ce qui regarde la domestique de M. Desmontis Clanchy, à ce que j'en ai dit chapitre IV, article VII, pag. 204.

Cette femme, âgée de 32 ans, d'un tempérament robuste et enceinte de sept mois, eut l'an passé une fièvre ardente bilieuse (angéio-gastrique), dont le caractère est certainement bien opposé à l'adynamique, qu'elle prit cependant dans la suite. Elle était au cinquième jour de sa maladie, lorsque je fus appelé en consultation auprès d'elle, et faisait usage des tisanes rafraîchissantes, de l'eau de veau et des clystères, et n'avait point été saignée, quoique la chaleur dans laquelle elle se trouvait fût considérable, la couleur jaune de la peau ayant fait craindre que la bile ne s'extravasât. Je fis ajouter au traitement, qui me parut conforme aux indications présentes, quelques bains, du nitre à ses tisanes, et des panades aux herbes, et il fut continué de cette manière jusqu'au vingt-unième jour, où la fièvre céda. La malade fut évacuée le vingt-trois et le vingt-cinq, et sortit le lendemain, quoique les selles indiquassent encore le besoin d'une purgation.

Le temps auquel je lui avais ordonné de la prendre n'était pas encore arrivé, quand son mari me fit inviter à retourner la voir. L'exprès qu'il m'avait envoyé me dit qu'il l'avait laissée mourante : effectivement, la fièvre, qui l'avait reprise le jour précédent, avait eu pendant la nuit un redoublement si terrible, qu'elle avait été, durant six heures, sans connaissance et dans des agitations inconcevables. Revenue à elle-même, lorsque j'arrivai, je trouvai son pouls accéléré, élevé et mou ; sa peau sans chaleur et ses urines troubles et rouges : elle se plaignait d'un accablement général et d'un mal de tête pesant, et n'était point altérée. Je lui prescrivis alors l'infusion de deux onces de quinquina, une potion camphrée et le vin, qui rendirent beaucoup moindre le redoublement subséquent, qui fut néanmoins accompagné de vives agitations et de perte de connaissance pendant deux heures.

Après six jours de ce traitement, pendant les deux derniers duquel je lui avais fait prendre, outre les remèdes ci-dessus, une once de quinquina en poudre et en huit doses, la fièvre changea de caractère, reprit son ancien et devint continue, sans exacerbations bien marquées. Ce type, que les fièvres ardentes bilieuses adoptent assez communément vers leur fin, lorsque l'air n'est affecté d'aucun levain contagieux, demande les rafraîchissans et de doux laxatifs, continués aussi long-temps que le pouls ne revient pas à son état naturel : mais les circonstances ne me permettant pas de me servir des premiers, je me contentai de lui ordonner deux minoratifs, qui n'eurent aucun succès contre la fièvre, qui fut toujours la même; ce qui me détermina à lui appliquer au bras un large vésicatoire, que je fis suppurer jusqu'à ce que la masse des humeurs eût été entièrement dégagée des matières critiques qui étaient restées mêlées avec elle, parce que la promptitude de la rechûte ne lui avait pas laissé le temps de s'en débarrasser.

La nécessité où l'on avait été de prolonger l'usage des rafraîchissans pour opérer la détente dans cette fièvre, qui dépendait primitivement d'un excès dans le ton des solides, lequel aurait été un obstacle, a donc été la cause de sa transmutation, en affaiblissant la machine, qui s'est trouvée dans la suite hors d'état de résister aux impressions d'une atmosphère chargée de corpuscules malins.

L'abondance de la transpiration et le relâchement où la chaleur jette les corps rendent très-communs dans les colonies les changemens causés par l'abus des rafraîchissans, qui non-seulement y sont, comme je l'ai dit dans l'introduction à cet essai, un des moyens de faire éclore la fièvre chez les nouveaux venus, mais qui y produisent encore des maladies qui paraissent d'abord avec un mauvais caractère, sans qu'il soit toujours besoin d'employer la saignée. Quoiqu'ils soient moins fréquens en Europe, où l'on tient souvent avec impunité une pareille conduite, on se convaincra cependant qu'il s'en fait de cette espèce moins rarement qu'on ne se l'imagine, quand on voudra bien porter sur cet objet toute l'attention dont il est digne. En effet, il s'en faut bien que les trois observations que je viens de rapporter soient les seules dont j'aie été témoin, puisque je puis assurer y avoir vu un grand nombre de maladies qui auraient été guéries facilement, ou qui se seraient dissipées par les seules forces de la nature, être suivies des accidens les plus funestes, parce qu'on avait abusé de ces remèdes (1).

Le premier point de la proposition de cet article étant suffisamment démontré par ce que je viens de dire, je passe au second, savoir : que

---

(1) Voyez à ce sujet les observations I et II de l'art. I.er, chap. IV, pag. 157 et 158.

la faiblesse est elle-même seule un fond de maladie très-grave et souvent mortelle.

C'est une observation que j'ai eu plusieurs fois occasion de faire, et qui n'a sans doute pas échappé aux médecins instruits, qu'il existe des maladies uniquement causées par la faiblesse, et qui, sans prendre aucun caractère étranger, conduisent aussi sûrement à la mort que les plus meurtrières. Cette terminaison est naturelle, et, lorsque je prétends qu'il périt des individus sans en avoir eu de réelles, et seulement pour avoir été affaiblis au point qu'ils en succombent comme anéantis, je ne soutiens point une erreur, en paraissant peut-être avancer un paradoxe. J'en appelle à l'expérience, qui va nous en fournir des preuves plus convaincantes que ne le seraient tous les raisonnemens dont je pourrais me servir, et les quatre exemples que je vais rapporter suffiront pour se former une idée des effets auxquels donne lieu cette disposition du corps poussée à l'excès, et de l'affreuse situation dans laquelle elle jette les sujets que l'on y précipite.

Je commencerai par le suivant, qui est d'une extension plus générale que les trois autres, et en même temps un tableau fidèle de ce qui ne se passe que trop souvent dans les colonies, et de ce qui peut également se présenter en Europe, dans les jours, bien rares à la vérité, où la chaleur est aussi vive qu'elle a coutume de l'être dans ces climats brûlans. Les réflexions qu'il m'a suggérées m'ont été de la plus grande utilité dans ma pratique, en les appliquant aux fièvres d'un mauvais caractère, sur le traitement desquelles elles m'ont irrévocablement fixé. Effectivement, abstraction faite des effets miasmatiques, je n'ai vu, dans l'un et dans les autres, de différence que de leur durée, puisque leurs symptômes, leur terminaison et la conduite qu'on y doit tenir sont les mêmes : on en va juger d'après son exposition.

I.er Exemple.

Représentons-nous donc dans les pays chauds un homme bien portant et d'une constitution vigoureuse, mais excédé de fatigue à la suite d'une course forcée pendant un des jours les plus chauds de l'été : haletant, couvert de sueurs et dévoré de soif, il ne respire que pour se désaltérer. Eh bien! qu'on lui donne dans ce moment un verre d'eau ou de limonade, qui est tout ce qu'il desire, la soif devient plus grande, les sueurs plus copieuses et l'accablement extrême ; et si l'on continue à vouloir le désaltérer par des moyens semblables, tous ces accidens augmentent encore ; un spasme universel s'empare de lui, le pouls se précipite, la prostration des forces parvient à son comble, la respiration s'étouffe, et les sueurs d'excrétion l'ont bientôt entièrement épuisé : il meurt enfin, parce que les fonctions ne se font plus, après avoir présenté, dans l'espace de quelques heures, le tableau rapide et le plus frappant d'une fièvre adynamique simple la mieux caractérisée. Si, au contraire, on donne à cet individu un verre de rhum ou d'une liqueur forte quelconque qui semblerait devoir rendre la soif plus intense, il se trouve ranimé dans l'instant même ; les sueurs diminuent, le pouls se tranquillise, l'altération cesse, et il se retrouve en peu de temps avec toute sa vigueur.

II.e Exemple.

Un juif demeurant à la Pointe-à-Pitre, île Guadeloupe, s'imagina être malade, et se coucha. Ce fut en vain qu'on lui représenta que son mal n'était qu'idéal et qu'aucun symptôme n'indiquait de dérangement dans sa santé ; il persista à se croire très-mal, et but, pour se guérir, beaucoup de tisane et d'eau de poulet, qui, joint à la diète la plus sévère, le rendirent si faible le septième jour, qu'il ne parlait plus qu'avec peine. Devenu alors plus difficile, il écouta les conseils de la raison, et consentit à prendre des alimens et du vin de Madère, qui le mirent à même de vaquer à ses affaires dès le lendemain.

III.e Exemple.

Un enfant âgé de quatre ans, et fils d'un habitant de la colonie dont je viens de parler, était à l'usage du petit-lait et des tisanes, sans qu'on lui permît aucune nourriture. Cette manœuvre le réduisit à un état de faiblesse si considérable, qu'on le jugea sans ressource. Le sixième jour où je fus appelé, après l'avoir examiné avec la plus scrupuleuse attention, je prononçai qu'il n'était nullement malade, et que le seul défaut d'alimens et les boissons qu'on lui donnait étaient seuls la cause de la triste situation dans laquelle il se trouvait. Je fis, dans l'instant même, préparer un bon potage au riz, dont je lui prescrivis quatre cuillerées de deux en deux heures, et incontinent après, un peu de vin de Madère. Ce régime suffit pour le rétablir parfaitement dans l'espace de deux jours.

IV.e Exemple.

Je donne, pour le quatrième exemple, l'observation suivante, que j'ai faite à Nantes, il y a quinze mois, sur un enfant de deux ans et demi, qui eut à cette époque quelques-uns de ces accès de fièvre que la nature suscite pour son développement ou pour rétablir l'équilibre dans les fonctions, et pour lesquels on le mit à l'usage de l'eau de veau, du petit-lait et des bains, qu'on lui continuait depuis six à sept jours. Ce fut alors que je le vis. Il n'avait plus de connaissance, la poitrine ne se soulevait qu'avec peine, le pouls était petit et précipité, et la peau, dont la chaleur était au-dessous de la naturelle, moite. Après l'avoir considéré attentivement, et n'avoir aperçu en lui qu'une extrême faiblesse, j'ordonnai qu'on préparât sur-le-champ le vin aromatisé n.° 2; pour lui en faire prendre une cuillerée tous les quarts-d'heure, et lui prescrivis pour boisson l'eau vineuse sucrée tiède, et des frictions sur tout le corps avec des linges chauds. Il était neuf heures du matin. On vint le visiter à onze, où on le quitta sans rien dire, parce qu'on le regardait comme mort; mais à quatre heures après-midi, sa pleine connaissance étant revenue avec la chaleur, il fut en état d'avaler quelques cuillerées d'une panade que j'avais eu la précaution de recommander de faire, et trois jours après il était parfaitement rétabli.

A quoi donc attribuer la position dans laquelle se trouvent de tels individus, si ce n'est à la grande faiblesse où les précipite la manière dont on les traite? car, autrement, les maladies aussi graves que le paraissent les leurs céderaient-elles en aussi peu de temps et à des moyens aussi faibles?

Malgré la promptitude du développement des symptômes dans le premier exemple, et sa lenteur dans les suivans, il est impossible de n'en pas voir l'identité, et que le résultat doit en être le même lorsque les malades ne sont pas secourus à temps, ou qu'ils ne le sont pas convenablement. Et certes, ceux qui font le sujet des trois observations précédentes n'auraient pas tardé à être les victimes des rafraîchissans, si je ne m'étais hâté d'en détruire l'effet par un traitement opposé, qui sans doute eût été inutile, ou tout au moins insuffisant, dans un temps d'épidémie où la contagion aurait été meurtrière.

Heureusement que toutes les constitutions ne sont pas de ce genre, quand il en existe, et qu'il est rare qu'on pousse l'usage de ces remèdes assez loin pour réduire les malades à l'extrémité où ils avaient mis ceux dont je viens de parler! Mais ne suffit-il pas d'en abuser dans beaucoup d'autres occasions, pour qu'ils causent des accidens qui, quoique d'une espèce différente, n'en sont pas moins à redouter? Dans les maladies ordinaires, dans celles, par exemple, qui sont évidemment humorales, en affaiblissant le ton des organes, ne les rendent-ils pas incapables de s'opposer à une nouvelle absorption des matières viciées qui sont dans les premières voies, et dont l'entrée des parties les plus subtiles dans le torrent de la circulation a déjà donné lieu à la fièvre qui les accompagne? N'empêchent-ils pas aussi dans celles dont la guérison nécessite une crise le changement que la nature doit opérer dans la masse entière pour la dépouiller de ce qu'elle a de nuisible? ou bien, en supposant que son travail ait pu suffire à remplir cet objet, parce que la constitution aura été assez vigoureuse pour n'en pas être altérée de suite, ne sont-ils pas un obstacle à l'expulsion du moins parfaite de son produit? Repompées ou retenues, les humeurs hétérogènes deviennent dans ces cas, lorsqu'elle n'occasionnent pas primitivement la mort, la source de maux secondaires multipliés et formidables, tels que des dépôts de toute espèce, des obstructions, des glandes et des viscères, des infiltrations, des épanchemens, etc., sans compter que c'est aussi à ce même abus, plus encore qu'au défaut de purgation, qu'on doit attribuer plusieurs autres accidens (en particulier les écrouelles), qui sont la suite de la petite-vérole, de la rougeole, de la scarlatine, et, en un mot, des maladies cutanées en général.

ARTICLE II.

La Fièvre qui règne aux Indes occidentales, et celles qui lui sont identiques en Europe, sont contagieuses.

On a déjà pu faire la remarque, tant par ce que j'ai dit dans l'introduction, que dans divers endroits de cet essai, que la fièvre dont nous nous entretenons est contagieuse, et il ne s'agit, pour le démontrer, que d'en rassembler les preuves qu'on y trouve éparses.

On a vu que, malgré les circonstances fâcheuses où était la Guadeloupe pendant les premières années de la révolution, les maladies y avaient été moins communes que dans tout autre temps, et qu'on n'y pouvait guères dater le commencement de la fièvre qui l'afflige aujourd'hui que du moment où les Anglais ont paru dans cette île : d'où l'on peut inférer que c'est à eux qu'elle est redevable de ce fléau (1), dont on

(1) J'entends dire par-là que ces fièvres sont contagieuses sans l'intervention de l'air extérieur, dont l'infec-

peut cependant dire qu'ils n'ont avancé que de quelques années le terme de l'apparition dans cette île. En effet, il n'est pas possible de douter qu'elle ne s'y serait manifestée à la paix : et cette assertion est plus probable ; car, outre ce que j'ai dit dans l'introduction à cet essai, au sujet des Européens qui passèrent alors dans cette colonie sur des navires beaucoup trop petits, eu égard à leur nombre, et dont quelques-uns sont morts avant d'y arriver, et d'autres en y mettant le pied à terre, où, quelques jours après, les scènes de carnage et d'horreur qui ont eu lieu dans cette île lors de l'entrée qu'y firent les troupes françaises à cette époque, n'auraient pas manqué de l'y faire naître.

Mais revenons aux Anglais, auxquels ce fléau doit son origine, puisque, si le germe en avait existé dans cette île avant leur arrivé, il aurait été bien extraordinaire qu'il eût attendu cette époque pour s'y déclarer et causer tant de ravages à-la-fois; car, outre qu'un tel événement n'est pas naturel, il n'est pas présumable que, s'ils ne l'y eussent pas apporté, cette fièvre se

---

tion n'est pas strictement nécessaire pour qu'elles puissent se communiquer : ce qui, me semble, a été nié jusqu'à ce jour.

fût d'abord déclarée parmi eux pour en faire ses premières victimes, attaquer ensuite immédiatement les colons, avec lesquels ils étaient dans une relation plus particulière, et enfin se propager dans tout le pays par le moyen de ces derniers. Mais il est certain que les Anglais en étaient atteints avant qu'ils n'abordassent cette colonie, et que c'est d'eux que ses habitans l'ont reçue, puisqu'ils en avaient déjà été attaqués pendant leur séjour à la Martinique, où rien ne l'avait fait soupçonner auparavant, et où elle a cependant sévi bientôt après avec autant de fureur qu'elle l'a fait depuis à la Guadeloupe. Or, s'il est avéré qu'elle n'existait pas dans l'une et l'autre de ces colonies avant l'arrivée de ces insulaires (ce qui est hors de doute, attendu que personne n'y en avait éprouvé jusqu'alors aucune atteinte, et que ce sont eux qui, après l'avoir apportée à la Guadeloupe, l'ont communiquée aux colons qui avaient le plus de rapport avec eux, et ceux-ci aux personnes qu'ils allaient visiter, ce qui n'a pu avoir lieu que par contagion), il est donc démontré que cette fièvre est contagieuse.

Quoique ce raisonnement soit juste, et la conséquence que j'en infère irrécusable, je suis cependant bien éloigné de m'y borner, et je poursuis mes preuves.

Les Anglais s'étaient emparés en arrivant à la Guadeloupe des villes de la Pointe-à-Pître et de la Basse-Terre, où ils avaient mis des garnisons et établi des hôpitaux dans lesquels ils faisaient transférer les malades de la plupart des détachemens qu'ils s'étaient contentés d'envoyer dans les bourgs : or, ce fut dans ces deux cités que la contagion commença à se manifester, et si elle sé répandit dans les campagnes quelque temps après, elle ne s'y montra d'une manière bien prononcée que lorsque les délégués du comité de salut public vinrent leur enlever une moitié de cette île, et les forcer ainsi à se réfugier avec leurs partisans dans l'autre, dont ils n'avaient pas pu s'emparer de suite. Presque ignorée jusqu'alors dans cette dernière partie de la colonie, elle y devint bientôt si générale, qu'un quart au moins de sa population en fut attaqué presqu'à-la-fois. Sans doute que si une cause différente l'y eût fait éclater, et si elle n'y eût pas été portée dans plusieurs lieux en même temps, ses progrès n'auraient été ni aussi rapides ni aussi conséquens; donc cette promptitude à se répandre est encore une preuve de sa contagion.

Cette opinion, la seule qu'on puisse adopter, acquiert toute la force de la démonstration, lorsque l'on considère que plusieurs des colons qui étaient venus chercher un asile dans cette partie de l'île avaient vécu parmi les Anglais, et ceux de leurs compatriotes qui avaient été victimes de l'épidémie dans l'autre; et que, si le germe ne s'en était pas développé chez eux avant qu'ils n'y arrivassent (ce qui n'avait été différé que par l'obstacle qu'y mettait l'idiosyncrasie), il était concentré dans leurs corps, et que le temps seul lui avait manqué pour préparer les humeurs d'une manière propre à lui permettre d'éclore.

Si cette progression est celle que suit la contagion dans sa marche ordinaire, et qu'on ne puisse pas révoquer en doute ses effets, ce sont donc les étangers à l'île de la Guadeloupe qui ont d'autant plus certainement communiqué la fièvre qui la désole, qu'on ne l'y voyait pas auparavant : d'où il faut encore une fois conclure qu'elle n'y a pas été le produit du sol et du climat, et que son origine a été la contagion.

Ces faits prouvent donc incontestablement la contagion de cette fièvre, c'est-à-dire, la faculté qu'elle a de passer des individus aux individus.

Mais on objectera peut-être qu'elle ne se répand ainsi que lorsqu'il existe des rassemblemens d'hommes, et que la même chose n'arriverait pas dans des circonstances ordinaires où chacun se renferme dans le cercle de sa société (1).

Certes qu'alors les occasions de la contracter étant moins fréquentes, il s'ensuit que le nombre de ceux qui en sont atteints doit être moins grand, et, en conséquence, le foyer de la contagion moins actif. Cependant, si, pour se communiquer, cet entassement n'est pas essentiel, et qu'il suffise qu'un seul sujet en soit attaqué pour que ceux qui en prennent soin ou qui vont le visiter en puissent être infectés, cette objection tombe d'elle-même, et il sera reconnu que, si le concours des personnes peut rendre ses effets plus grands et plus rapides, il n'est pas nécessaire à sa propagation. Je vais tâcher de démontrer cette vérité, toujours en rapportant ce que j'ai vu.

1.° Je puis attester qu'un grand nombre des malades que j'ai eus à traiter de ce genre de fièvre dans les colonies l'ont communiquée à quelqu'une et souvent à plusieurs personnes de celles qui habitaient la maison où ils se trouvaient. Or, est-il apparent que la seconde en aurait souffert une attaque, précisément lorsque

---

(1) Comme la contagion de cette fièvre par le moyen de l'air est généralement avouée et regardée certaine, j'ai pensé qu'il aurait été superflu de m'en occuper.

la première guérissait, et, quelques jours après, une troisième ou même deux ou trois à la fois, si cette succession de chûtes n'était pas le produit de la contagion qui a d'abord prise sur ceux que leur constitution en défend le moins, pour n'en avoir sur les autres que quand ils ont été soumis un plus long-temps à son influence?

De pareilles scènes, dont j'ai été plus de vingt fois témoin pendant les derniers quinze mois que j'ai passés à la Pointe-à-Pitre, se renouvellent journellement dans les grands ménages. L'exemple le plus frappant de celles qui se sont offertes à moi, est celui du malade dont il a été fait mention article II, chapitre IV, pag. 164, où l'on a pu voir qu'elle commença par l'aîné de ses enfans, qui la lui transmit de même qu'à son second fils, et où elle se montra ensuite dans la même journée sur les deux plus jeunes et sur leur gardienne.

Je me contenterais de cette observation, que j'ai choisie parmi celles qu'il me serait facile de citer, si je pouvais m'empêcher de rapporter les deux suivantes qui me concernent.

Je jouissais, étant à la Pointe-à-Pître, de la santé la plus parfaite, lorsque j'entrai dans une salle voisine de la chambre qu'occupait un malade attaqué d'une semblable fièvre, et qui venait d'aller à la garde-robe. Je fus frappé de l'odeur des exhalaisons qui s'échappaient des matières des selles que portait un domestique qui la traversait, et je fis ma visite le plus promptement qu'il me fut possible. De retour chez moi, je me sentis incommodé, et j'eus le lendemain matin un accès de fièvre accompagné d'un mal de tête orbitaire affreux, d'une faiblesse générale, de défaillance et d'une diminution des facultés intellectuelles; accidens qui m'obligèrent à avoir de suite recours au quinquina et au vin, que je pris à haute dose, et qui me rétablirent dans l'espace de trois jours.

J'en fus attaqué subitement la seconde fois, et j'en aurais infailliblement été la victime, si j'eusse tardé à y apporter remède. Appelé sur une habitation où se trouvaient plusieurs réfugiés, on me conduisit dans une chambre où étaient quatre malades tous atteints de cette fièvre. L'odeur qu'ils exhalaient était si infecte, que je me retirai sans faire aucune question. J'ordonnai seulement d'en ouvrir les fenêtres qu'on tenait fermées, et d'en corriger l'air par le moyen des fumigations de vinaigre et de sucre, et je n'y rentrai que lorsque cette opération eût été faite. Des quatre malades que j'y vis, deux n'étaient plus que des cadavres parlans, dont la gangrène s'était emparée, et dont je fis séparer les deux autres, sous le prétexte que l'appartement était trop petit pour tant de personnes. Je montai un instant après à cheval, et un quart-d'heure s'était à peine écoulé, que je fus assailli d'un violent frisson qui me permettait difficilement de m'y tenir, et ce ne fut qu'avec une extrême difficulté que je pus me rendre chez moi, quoique je n'en fusse pas éloigné d'une lieue. Enfin, je me trouvai, en arrivant, dans la position où j'étais le lendemain, dans le cas précédent; et malgré l'usage du quinquina, du camphre et du vin de Madère, que je pris de suite à haute dose, je fus six jours avant que d'entrer en convalescence, et plus de quinze autres encore avant que d'avoir recouvré mes forces.

Mais la faculté que cette fièvre a de se communiquer n'est pas restreinte aux pays chauds; elle l'a de même en Europe, ainsi que j'ai eu soin de le faire remarquer dans quelques-unes des observations que j'ai rapportées. Aussi on a vu, article III, chapitre IV, pag. 175, que deux filles qui s'étaient tenues assidûment auprès de mademoiselle Aubin, et que M. de la Fleuriais, qui avait présidé aux soins qu'on donnait à sa domestique, avaient tous les trois été attaqués d'une fièvre d'un mauvais caractère, contre laquelle j'ai été contraint d'employer le quinquina et le vin; qu'il s'en était montré une semblable sur deux enfans de M. Delahaye, dont j'ai parlé article III, chapitre III, p. 134, quelques jours après sa guérison; et enfin, article II, chapitre V, pag. 229, qu'un enfant de M. Chauvinier avait contracté la fièvre de son frère, pour avoir couché deux nuits avec lui lorsqu'il était atteint de l'espèce troisième, article III, chapitre III, pag. 134; et j'ajoute ici qu'une amie de leur mère, qui avait partagé les peines qu'elle s'était données pendant la maladie de ces deux enfans, eut, après leur rétablissement, une esquinancie compliquée de fièvre adynamique.

Je ferai encore mention dans l'article suivant d'un aveugle nommé Lambert, qui, ayant eu une scarlatine accompagnée de symptômes du caractère ci-dessus, en communiqua une semblable à sa mère, qui avait continué à coucher dans la chambre où il était malade; et de trois enfans de M. Dubois, qui eurent, les uns après les autres, un catarrhe qui en participait. Mais ce qui prouve d'une manière plus positive cette seconde partie de ma proposition, est l'observation que j'ai faite chez M. Caigné, homme de loi, demeurant rue de la Harpe, n.° 29, à Paris, que j'allais voir souvent pour un réglement d'affaires, pendant un séjour de cinq semaines que je fis dans cette ville vers la fin de 1805. Il me dit que sa domestique avait depuis trois jours une fièvre que son médecin croyait devoir durer long-temps, et me demanda mon avis sur sa nature. Il ne me fut pas difficile de la connaître, et ma réponse le détermina à la faire transporter dès le lendemain dans une autre maison : ce fut trop tard pour lui, puisqu'il avait déjà contracté le germe de cette fièvre. Celle qui en fut chez lui la suite s'étant jointe à un rhume qu'il avait depuis quelques jours, et auquel on l'attribua, le réduisit à un état si triste, qu'il était encore convalescent plus de trois mois après. Ce qu'il y a encore de plus frappant dans ceci, c'est que la garde qu'il avait prise pour le soigner, et qui coucha dans le lit de sa domestique, fut attaquée à son tour d'une pareille fièvre, qui aurait vraisemblablement été aussi mauvaise et aussi longue que celle de sa domestique et la sienne, si je ne l'avais pas mise dès le même jour à l'usage du quinquina, du camphre et du vin, qui la guérirent parfaitement dans l'espace de trois jours (1).

(1) La domestique de M. Caigné n'était pas encore convalescente après un mois de traitement.

Ces sortes d'événemens dépendent d'un principe pernicieux, susceptible de se communiquer, en même temps qu'il l'est de s'assoupir et de se réveiller alternativement : car, sans la présence d'une cause qui n'aurait pas ces qualités, une maladie en entraînerait-elle chez un autre sujet une semblable en tout à elle-même, et serait-on aussi exposé aux récidives qu'on l'est dans les maisons où se passent ces événemens, lorsque l'on continue à se bien porter dans celles qui les avoisinent? On ne peut pas admettre un autre moyen de rendre sensibles les effets de cette communication et de cette espèce de résurrection de maladies, qui m'ont plusieurs fois contraint, afin de venir à bout d'en détruire la source, d'ordonner de faire dans ces maisons des fumigations de toute espèce, après avoir prescrit le changement d'air aux plus faibles de ceux qui les habitaient. Or, cette facilité à contracter cette fièvre, et les précautions qu'on est obligé de prendre pour se préserver de ses rechûtes, ne pouvant s'expliquer que par l'existence d'un principe tel que celui dont je viens de parler, doivent encore être considérées comme une nouvelle preuve de sa contagion.

Je conclus de toutes ces observations, qu'on ne peut trop être sur ses gardes, ni employer trop de surveillance pour empêcher son introduction, et que les quarantaines, qui ne sont que de deux ou trois jours dans les temps où il règne des épidémies chez les étrangers, en devraient au moins durer huit, pendant lesquels il serait nécessaire de contraindre les maîtres des bâtimens à les parfumer, et à blanchir avec la chaux tous les endroits où l'on aurait la liberté de le faire. Il ne serait en outre permis d'autre communication avec la terre que celle qui est indispensable pour porter des rafraîchissemens; qu'on ordonnerait, dans ce cas, de *hisser* à bord, et qu'aucun individu ne pût y mettre le pied sans avoir été soumis à la même quarantaine.

Je sais, pour l'avoir éprouvé, combien il est dur à des hommes qui ne respirent, après un long voyage, que le moment de toucher la terre, de se voir privés aussi long-temps de cette satisfaction : aussi n'est-ce que pendant le règne des épidémies dans les contrées dont sortiraient les bâtimens que je desire que l'on prenne la précaution que je viens de conseiller; précaution de laquelle on n'abuse que trop souvent, dans d'autres circonstances, pour rançonner les passagers, en leur faisant payer les vivres frais qu'on leur procure quatre fois plus chers qu'ils ne valent réellement. On admettrait de suite ceux qui auraient des certificats de santé, délivrés par qui de droit, avec la restriction cependant, que personne n'y serait attaqué d'une maladie douteuse, et qu'ils n'auraient point attendu, pour se mettre en mer, la saison où une fièvre d'un mauvais caractère a coutume de se déclarer dans les pays d'où ils viendraient. Les hommes sont, en général, assez raisonnables pour apprécier les motifs qui les condamnent à essuyer l'ennui d'un retard que prescrit la prudence; mais ils ne se soumettent qu'avec dépit, quand ils jugent que c'est sans utilité qu'on les y force.

ARTICLE III.

La plupart des maladies qu'on voit aujourd'hui en Europe participent du caractère de la fièvre des Indes occidentales.

J'ai démontré dans l'article précédent qu'un grand nombre des fièvres qui règnent aujourd'hui, tant dans les pays chauds que dans nos climats, sout susceptibles de se communiquer; et cette faculté, qu'on ne leur connaissait point autrefois, et qui leur est commune, n'est pas la preuve la moins forte de leur similitude. Il est constant aussi que depuis qu'il en a paru de ce caractère en Europe, elles s'y sont montrées plus d'une fois épidémiquement, sans jamais cesser d'être sporadiques. Or, un tel état de choses ne peut avoir lieu que par la présence d'un délétère contagieux toujours existant, capable de les reproduire, et dont les effets sont plus ou moins marqués, en raison des circonstances qui développent ses forces et qui concourent à le rendre plus actif. Une supposition contraire répugnant à tout raisonnement et à l'expérience même, il faut en inférer, comme il a déjà été dit, qu'un agent de cette espèce est la cause qui, après avoir pendant un certain temps dénaturé un petit nombre de maladies, les complique presque toutes dans d'autres.

La cause que j'assigne à ce phénomène n'est point gratuite, puisque, je le répète, elle seule peut l'expliquer. Elle cesse même d'être un problême, lorsque l'on consulte les vrais médecins qui ont écrit sur les constitutions dont ils ont été témoins. Ils nous disent que celle qui les fait naître suit la marche que je viens de tracer, et qu'elles n'attaquent d'abord que quelques individus, pour devenir en suite, en quelque façon, universelles, et que, disparaissant pour ainsi dire avec la mauvaise saison, le germe n'en est pourtant qu'assoupi, puisqu'elles se rencontrent souvent les mêmes dans les années suivantes. Ils nous apprennent aussi que les premiers qu'elles attaquent en sont ordinairement les victimes, et que les maladies qui se déclarent dans ces temps désastreux, rarement simples, exigent qu'on ait toujours présens à la mémoire les changemens qu'elles peuvent leur apporter, de peur qu'en employant alors les remèdes sur l'efficacité desquels les gens de l'art s'accordent dans la pratique journalière, on ne commette des fautes graves et communément irréparables. Sans m'arrêter ici aux nombreuses citations que je pourrais faire pour appuyer cette vérité, je renvoie aux ouvrages mêmes de ces hommes célèbres, qu'il est d'autant plus utile de consulter à cet égard, que les exemples qu'ils fournissent des erreurs auxquelles l'imprévoyance ou le défaut d'instruction donnent lieu dans leur commencement, ainsi que les conseils qu'on y trouve pour s'en mettre à l'abri, sont de la plus haute importance. Constamment attaché à la manière de procéder que j'ai suivie jusqu'à présent, de puiser dans mon propre fond, je me contente d'invoquer leur témoignage, et n'emploierai pour preuves, dans la discussion présente, que mes observations seules.

Celles que je rapporterai et que j'ai recueillies pendant l'épidémie qui, sous le nom banal de *grippe*, a exercé tant de ravage à la fin de 1805 et au commencement de 1806, et qui affecta de suivre dans ses progrès une marche absolument semblable à celles des constitutions dont je viens de parler, détruiront d'autant mieux les doutes qu'on pourrait élever à cet égard, que, placées à la suite des descriptions des maladies qui ont paru pendant sa durée, la comparaison qu'il sera aisé de faire de leurs symptômes avec ceux des différentes espèces de notre fièvre confirmera de plus en plus l'identité qu'elles avaient avec elles.

Je ne donnerai de cette épidémie qu'une esquisse suffisante pour la faire connaître, tant parce que le plan de cet essai ne me permettrait pas de m'étendre davantage, que parce que ne l'ayant pas examiné aussi bien que je l'aurais pu faire, si une maladie affreuse qui en participait et que j'eus à cette époque ne s'y fût pas opposée ; il me serait d'ailleurs impossible d'entrer à son égard dans tous les détails qu'exigerait sa notion parfaite.

Son caractère était *adynamique* et conforme en tout à celui de la fièvre dont je traite et dont j'observais de temps en temps quelqu'une des espèces avant son apparition. En se manifestant au milieu d'une température pluvieuse, depuis plus de six semaines, et qu'avaient précédée une longue sécheresse et des brouillards épais, dont certains répandaient une odeur désagréable, elle ne fut vraisemblablement aussi dangereuse que par l'activité que ces dernières causes imprimèrent au délétère préexistant.

Des symptômes qui l'annoncèrent découvrirent bientôt quelle était sa nature, et il ne fut pas difficile de juger, par la fréquence des diminutions et même des suppressions de la transpiration, lesquelles étaient pour l'ordinaire accompagnées de rhume; que l'organe cutané ne remplissait plus qu'imparfaitement ses fonctions, et que le tissu muqueux en était le siége. Ces accidens, qui semblaient être le produit de la saison seule, qui était humide et froide, eurent une gravité qu'ils n'ont pas coutume d'avoir, et inquiétèrent autant par leur durée que par l'état pénible où se trouvaient les malades. Ceux qu'ils éprouvaient le plus ordinairement dans cette occurrence, étaient une faiblesse générale, des lassitudes, plus particulières aux jambes, des alternatives de froid et de chaud, avec une soif et un mal de tête considérables; cependant chez quelques sujets, un sentiment douloureux ou pesant dans la poitrine, une toux, le plus souvent modérée, une expectoration glaireuse et quelquefois sanglante; la chaleur de la peau était médiocre, et la fièvre, dont les exacerbations n'étaient guères sensibles que par les horripilations et l'accroissement des symptômes précités, qui se relâchaient avec elles, communément peu forte.

Le peu de succès, ou plutôt le mal qu'y faisaient les rafraîchissans et surtout la saignée, qu'on employa d'abord, forcèrent bientôt à les abandonner. Les premiers la faisaient toujours traîner en longueur, lorsqu'ils ne l'empiraient pas, et la seconde, quoique indiquée en apparence dans certains cas, causait la mort à la plupart de ceux sur lesquels elle était pratiquée; mais elle cédait facilement à l'usage des cordiaux, parmi lesquels je préférais le quinquina en infusion, lorsque la faiblesse était considérable. C'est par leur moyen, auquel je recourais de suite, à moins qu'une grande altération et une certaine dureté dans le pouls ne m'obligeassent à les faire précéder, pendant un ou deux jours, d'une boisson adoucissante, que je suis parvenu à rétablir avec une promptitude étonnante plusieurs malades qui avaient été traités par une méthode contraire, et qui se trouvaient, trois semaines ou un mois après ce traitement, dans la même position où ils étaient les premiers jours.

Cette épidémie, bornée pendant quelque temps à donner naissance à ces affections, concentrait pour ainsi dire en elles toutes les autres maladies. Ce ne fut que lorsque le principe qui les produisait eut reçu une modification différente, qui ne lui permit plus de s'attacher uniquement au système muqueux, qu'elle universala ses effets, et que celles des autres espèces commencèrent à reparaître avec leurs signes ordinaires, mais dénaturés en quelque sorte par l'action de ce délétère.

On remarquait en effet dans les opérations de la nature un embarras qui entravait le développement de ses forces; et dans les cas mêmes où elle paraissait jouir de son énergie et disposer de moyens suffisans pour vaincre le mal, ses efforts incertains dénotaient une faiblesse propre à faire élever des doutes sur le succès, parce qu'il ne régnait pas dans l'ensemble de son travail l'accord qui l'annonce. Cette détresse et ce défaut d'unité d'action, qu'un véritable médecin pouvait seul apercevoir dans le commencement, devinrent si sensibles dans l'espace d'un mois, qu'ils auraient frappé les yeux les moins exercés, si le préjugé contre lequel j'ai déjà cherché à prémunir dans le cours de cet essai, et la nomenclature des maladies, n'y avaient pas opposé un obstacle qui sera long-temps encore pour l'avenir la source d'une infinité de méprises.

Des Catarrhes et des Fièvres catarrhales.

Parmi les maladies qu'on vit alors, les catarrhes et les fièvres catarrhales furent les plus fréquentes. Quoiqu'il existât entre eux un rapport très-étroit, je vais néanmoins en parler séparément.

Des Catarrhes.

La toux accompagnait les catarrhes, qui furent en plus grand nombre que les fièvres catarrhales, proprement dites. La fièvre, qui était légère les premiers jours, avait des exacerbations précédées de petits frissons : elle augmentait bientôt, et l'on observait, dans le fort des redoublemens, un délire presque insensible qui se faisait remarquer plus aisément dans la suite : le mal de tête et la soif, symptômes assez familiers dans ce cas, étaient aussi plus considérables. L'accablement remplaçait la faiblesse, qui était générale au début, et la peau, dont la chaleur n'avait pas jusqu'alors excédé la naturelle, devenait fraîche, moite et grasse; le pouls, accéléré et sans élévation, se concentrait; les urines, ténues et décolorées, diminuaient de quantité, et les déjections alvines, rares d'abord, glaireuses et d'une consistance moyenne, étaient plus communes et brunâtres, sans cependant contracter une grande puanteur.

La toux, toujours plus forte pendant les paroxismes qui avaient lieu le soir, était de jour en jour plus vive; les crachats, dont la couleur se salissait, plus abondans et la respiration plus gênée. Ces accidens, parvenus à un certain période, s'affaiblissaient, et la cure, quoique difficile et longue, s'opérait néanmoins; mais les malades tombaient pour l'ordinaire dans l'affaissement; il y avait deux paroxismes dans la journée; le délire se prolongeait; le ventre, jusqu'à ce moment un peu tendu, se météorisait; les anxiétés étaient insupportables, et les sueurs froides. Le hoquet survenait, et l'oppression, qui s'était accrue peu-à-peu, parvenait à son comble. Enfin, les signes avant-coureurs de la mort se manifestaient pour l'annoncer du 14 au 21, et même souvent beaucoup plus tard, lorsqu'on ne l'avait pas avancée par des moyens destructeurs.

I.ère OBSERVATION.

Madame Darac eut une fièvre légère qui avait chaque soir des redoublemens précédés de petits frissons, alternativement plus forts, et qui était accompagnée d'une expectoration glaireuse, de soif, de mal de tête et d'une faiblesse généra.. Elle y fit peu d'attention les trois premiers jours; mais voyant ces symptômes s'accroître, la respiration surtout devenir difficile, et qu'elle ne dormait plus, elle me fit appeler. Quoiqu'elle eût déjà pris des tisanes adoucissantes qui avaient aggravé son mal au lieu de la soulager, je lui prescrivis néanmoins de l'eau de veau, dans chaque pinte de laquelle on faisait infuser huit feuilles de bourrache et le look suivant :

℞ Mucil. de gom. adragan.... } Sirop dalthéa.................. }	℥ j. au.
Sirop de resimum.................	ʒ vi.
Oxide d'antimoine sulfuré rouge (kermès minéral).....................	gr. iij.

Dose. Une cuillérée à café toutes les heures. La difficulté de respirer, ainsi que la faiblesse et les autres accidens, continuant à augmenter, excepté la soif, qui avait diminué, je la mis à l'usage du quinquina en infusion et du vin, qui la rétablirent dans l'espace de trois jours.

II.e Observation.

Une de mes parentes, âgée de 82 ans, fut attaquée, lorsque j'étais malade, de la même manière que la dame dont je viens de parler, et était retenue au lit depuis trois semaines, quand je me trouvai en état d'aller la voir. Ses forces étaient en prostration, et la fièvre avait depuis plusieurs jours, toutes les vingt-quatre heures, deux redoublemens, durant lesquels elle délirait. Sa respiration était pénible, son pouls petit, très-faible et concentré, ses urines crues et son ventre météorisé. Elle n'était point altérée, et avait de grandes anxiétés, prenait tout avec répugnance, ne crachait qu'avec des efforts réitérés et fatigans, des glaires sales, et avait depuis quatre à cinq jours un dévoiement muqueux, clair et brunâtre. Je changeai, à mon arrivée, les remèdes à l'usage desquels elle était, et lui donnai le quinquina en extrait et du vin, qui la guérirent dans l'espace de quinze jours, malgré son grand âge et le triste état dans lequel elle était; mais ses forces ne lui sont revenues que lentement, et il s'est écoulé plus de trois mois ayant qu'elle ne les eût entièrement recouvrées.

La même personne avait eu, quelque temps auparavant, une semblable maladie, dont elle avait été promptement délivrée par l'usage des derniers médicamens dont je viens de faire mention, et que j'avais commencé à lui administrer le sixième jour.

Des Fièvres catarrhales.

Comme ces fièvres étaient *aiguës* et *lentes*, il convient, pour en rendre la description plus exacte, d'en faire deux articles séparés.

Des Fièvres catarrhales aiguës.

Elles commençaient par un accès de fièvre violent, un grand mal de tête, un léger délire, de l'accablement, beaucoup d'anxiétés, une toux forte et creuse et des douleurs déchirantes de la poitrine; le pouls était accéléré, élevé et souple; quelquefois cependant duriuscule; la soif ordinairement modérée, la langue peu ou point chargée, les crachats muqueux et les urines décolorées.

Ces accidens étaient moins forts le lendemain, mais il l'étaient beaucoup plus le troisième jour que le premier; le quatrième se passait comme le troisième, si ce n'est que la soif était devenue moindre. Le cinquième, dont le travail faisait présumer quel serait le résultat de la maladie, était le plus tumultueux, et souvent accompagné de délire; les symptômes se relâchaient, et la crise commençait à avoir lieu le septième. L'expectoration l'opérait, quand elle était abondante et facile; mais, lorsque les crachats n'étaient pas secrétés dans la quantité convenable, ou qu les forces ne suffisaient pas pour leur excrétion la respiration s'embarrassait, le pouls était pré cipité, faible et concentré, et le délire plus marqué lors des redoublemens. Les anxiétés parvenaient aussi bientôt à leur comble; le ventre s'ouvrait et donnait des selles crues et brunâtres sans beaucoup d'odeur d'abord, et ensuite très-puantes. Les crachats se supprimaient, la peau qui jusqu'à cet instant avait à peine perdu de sa chaleur, froidissait et se couvrait de sueurs épaisses, la tête s'embarrassait, et les malades périssaient comme suffoqués du quatorze au vingt-unième jour.

Cette terminaison, qui était assez rare dans ces fièvres lorsqu'elles étaient aiguës, parce qu'il arrivait un moment où l'indication d'agir était si précise, qu'il n'était guères possible de ne pas la saisir, et de ne pas donner les remèdes convenables, dont la nature pouvait toujours encore alors seconder l'effet, était assez ordinaire à celles qui étaient lentes, par la raison que les symptômes y étaient insidieux, et que le mal avait fait de trop grands progrès quand on songeait à s'y opposer.

I.ere Observation.

M. Caigné, le même dont j'ai parlé dans l'article précédent, était d'une constitution médiocre et âgé d'environ 42 ans. Il avait depuis sept à huit jours un rhume léger qui ne l'empêchait pas de vaquer à ses affaires, lorsqu'il fut subitement attaqué d'une forte fièvre à l'époque même où il venait de renvoyer sa domestique, qui avait continué, comme je l'ai dit dans le même article, à coucher dans une chambre voisine de la sienne, quoiqu'elle eût une fièvre d'un mauvais caractère. La toux devint de suite déchirante et l'expectoration difficile. Il se plaignait d'un grand mal de tête, de soif et d'un accablement général, et avait de vives anxiétés. Le pouls était accéléré, élevé et souple, la langue chargée et blanchâtre, et les urines ténues et décolorées. Ces accidens avaient beaucoup augmenté le troisième jour, et il se trouvait très-agité; mais ils étaient beaucoup plus considérables le cinquième; la toux ne lui laissait pas un moment de repos; il éprouvait des anxiétés affreuses, ne buvait qu'avec répugnance, et le délire fut continuel pendant une grande partie du paroxisme. Le septième jour fut moins orageux et l'expectoration moins pénible; mais l'accablement était extrême; les forces étaient dans une telle prostration le huit et le neuf, qu'on se décida, sans néanmoins discontinuer les tisanes pectorales qu'il prenait dès le commencement, à remplàcer les looks dont il faisait usage par une infusion de trois gros de quinquina dans une chopine d'eau, qu'on lui donnait chaque jour.

Cette dose, trop faible, et dont l'effet était d'ailleurs, en quelque sorte, neutralisé par les autres boissons, lui profita peu; ce qui força à lui administrer cette écorce à la quantité que j'ai coutume de la prescrire, et à laquelle je la lui avais conseillée après le premier redoublement. Ce remède le soulagea beaucoup; mais il n'entra que long-temps après en convalescence, parce que, mis trop tard en usage, il n'opéra que difficilement la crise, artificielle à la vérité, qui supplée à celle qui est l'ouvrage de la nature, quand elle peut avoir lieu.

II.e OBSERVATION.

M. Thebaud eut un accès de fièvre violent, sans avant-coureur, lequel était accompagné d'un mal de tête considérable, d'un délire léger, d'une toux forte et creuse, de douleurs de poitrine déchirantes, d'angoisses, et d'une expectoration glaireuse et difficile. L'altération était légère, la langue peu chargée et blanchâtre, et le pouls accéléré, élevé, sans dureté notable. Mis, dès que l'accès eut commencé à tomber, à l'usage du quiquina en infusion et de l'eau d'orge miellée, il fut parfaitement rétabli le surlendemain.

III.e OBSERVATION.

M. Petit-Jean, père, eut un accès de fièvre semblable à celui qu'avait eu M. Thebaud, et durant lequel il avait déliré. Il était à son second jour, lorsque je fus appelé auprès de lui, et venait d'avoir un second accès, ou, pour parler plus juste, le premier redoublement, pendant le fort duquel ses idées avaient été troublées. Le mal de tête était pesant et très-fort, la toux considérable et la soif nulle. Il toussait beaucoup et crachait peu. Son pouls était accéléré, élevé et souple, et ses urines décolorées. On lui donnait des tisanes adoucissantes, que je lui fis cesser pour lui faire prendre une infusion de quinquina, qui dissipa tous les accidens et le guérit dans l'espace de deux jours.

Des Fièvres catarrhales lentes.

La fièvre était légère dans le début de ces fièvres, et ses redoublemens précédés de frissons. Elles avaient pour symptômes la faiblesse et un mal-aise général mêlés d'anxiétés; il n'y avait pour l'ordinaire ni soif ni mal de tête, et le pouls était accéléré, débile et concentré. On observait du délire pendant l'exacerbation du troisième jour, ce qui n'arrivait point le quatrième, où la faiblesse était très-grande. L'accablement était extrême le cinquième, le délire plus marqué et les anxiétés considérables. Les malades déliraient presque continuellement, et paraissaient insensibles à leur état le septième, où le pouls était précipité, extrêmement faible et concentré, et la peau fraîche; ils pouvaient à peine se remuer dans leur lit, et l'on n'observait aucun mouvement critique, tant la nature était affaissée.

Si on ne les secourait pas à cette époque, où il était encore quelquefois temps de leur être utile, la peau, qui jusqu'alors avait été moite, sans perdre beaucoup de sa chaleur, devenait moite, froide et grasse, la tête se prenait tout-à-fait; la respiration s'engageait, le ventre donnait de petites selles muqueuses, crues et brunâtres, et les matières qui auraient dû fournir à l'expectoration, qui en était la crise ordinaire et la plus favorable, restant confondues avec les humeurs saines, accablaient la machine entière;

le râle survenait bientôt, et les malades périssaient comme suffoqués du dix au quatorze.

OBSERVATION.

M......, âgé d'environ 40 ans, et d'un tempérament robuste, venait d'essuyer beaucoup de fatigues. Il sortit un soir qu'il régnait un brouillard très-épais et de mauvaise odeur, et éprouva le surlendemain un mal-aise général, un mal de tête pesant, et n'avait point d'altération, mais son pouls était faible, accéléré et concentré; il fut assez tranquille le lendemain. Le troisième jour, les symptômes avaient beaucoup augmenté, et il eut une nuit fatigante, des anxiétés et un léger délire. Il fut moins mal le quatrième. Quant au cinquième, l'accablement était considérable, le pouls précipité et très-faible, les agitations et les anxiétés extrêmes, et le délire bien prononcé pendant le paroxisme. Il y eut un peu de calme le sixième jour, tandis que les forces furent dans une prostration complète le septième, les idées troublées, les anxiétés et les agitations inexprimables. La connaissance ne revint qu'au déclin du redoublement.

Ce malade n'avait rien pris jusqu'alors, que des boissons adoucissantes, quelques cuillerées d'une potion anti-spasmodique et un bouillon, qu'on lui avait donnés la veille. Appelé dans ce moment, je lui fis promptement faire une infusion de trois onces de quinquina dans deux pintes d'eau, dont on lui administra un verre dès qu'elle fut préparée, et une cuillerée à café de la potion camphrée, demi-heure après. J'ordonnai que l'on continuât ainsi toutes les heures.

Il en était trois du matin lorsqu'il commença à faire usage de ces remèdes, et à huit, c'est-à-dire cinq heures après, la crise était décidée. Il survint alors une expectoration de matières visqueuses qui était si abondante, qu'elle équivalut ce jour-là à plus d'une pinte : elle en dura encore six autres, en diminuant peu-à-peu; et je crois qu'on peut évaluer à quatre pintes la quantité à laquelle cette excrétion fut portée pendant cet espace de temps. J'avais fait cesser l'infusion de quinquina et la potion camphrée, lorsque le malade en avait encore pris deux doses de chacune, et j'avais soutenu cette évacuation par des coulis de riz et l'eau vineuse sucrée. Ainsi la crise, que le quinquina avait provoquée, fut complète le quatorze; mais la convalescence, pendant laquelle il perdit tous ses cheveux, fut de plus de trois mois.

Des Fluxions de poitrine.

Des Fluxions de poitrine aiguës.

Les fluxions de poitrine furent presque aussi fréquentes dans ces momens que les fièvres catarrhales, et quelques-unes d'entre elles s'y montrèrent sous un aspect terrible. La difficulté de respirer et la toux étaient très-fortes, les douleurs dans l'un des côtés, vives, et les crachats mêlés de sang; il n'y avait pour l'ordinaire aucun mal à la tête. Le pouls était accéléré et plein, mais embarrassé et dépourvu de la dureté qui caractérise les vraies fluxions de poitrine dans d'autres circonstances. La chaleur modérée de la peau et sa mollesse étaient aussi en opposition avec l'ardeur phlogistique et la tension qui leur sont alors ordinaires, et qu'on éprouve en la touchant. La soif, le plus souvent nulle, les urines claires et décolorées, ou rouges et troubles, le ventre facile à s'émouvoir, et donnant des selles muqueuses, contrastaient encore avec l'altération, la couleur ardente des urines et l'espèce de constipation qui accompagnent celles qui sont inflammatoires.

Les signes indicatifs de l'énergie vitale cédaient en peu de jours; le point de côté, diminué, gênait à peine la respiration, la fièvre se relâchait, quoique le pouls restât élevé; la peau devenait fraîche et moite, et les crachats, toujours muqueux, crus et mêlés de stries sanglantes, continuaient à n'être expectorés qu'avec douleur.

Les malades tombaient dans l'affaissement après le septième jour, et l'on n'apercevait dans les selles et dans les urines aucun signe de coction; le pouls s'affaiblissait et se concentrait en acquérant plus de vîtesse; les facultés sensibles et intellectuelles n'étaient plus entières, le délire avait lieu pendant les paroxismes, les sueurs commençaient à froidir et à être épaisses; le hoquet se déclarait vers le quatorze; le ventre, météorisé depuis quelques jours, laissait aller des selles liquides, brunes et puantes, et la respiration s'étouffait. Les malades terminaient enfin leur carrière du vingt-un au trentième jour, en passant par tous les degrés de la faiblesse et de la dissolution, et le petit nombre qui en réchappait ne le faisait que difficilement, et ne devait son salut qu'à la force de sa constitution.

I.ère OBSERVATION.

Un de mes amis, âgé de 48 ans et d'un tempérament robuste, ressentit tout-à-coup dans la région lombaire gauche une douleur insupportable qui ne tarda pas à remonter au côté, sur lequel elle se fixa. Il éprouva aussi dans le même temps une extrême difficulté de respirer, qui fut bientôt suivie de fièvre sans mal de tête ni soif, d'un crachement muqueux et sanglant, et d'un trouble léger dans les idées, qui subsista pendant sept jours; le pouls était, dans le commencement, accéléré et plein, sans être dur. On lui appliqua neuf sangsues, et on le saigna une fois le premier jour; il le fut deux fois le lendemain, et on lui appliqua le jour suivant sur la partie souffrante un vésicatoire qui suppura beaucoup pendant quarante-huit heures seulement, et se tarit ensuite. Le ventre s'ouvrit aussi à cette époque, et donna deux selles assez fortes, jaunes, liées et puantes, qui avaient été provoquées par trois onces de manne que le malade, qui se sentait indisposé, avait prises la veille qu'il avait commencé à l'être.

Il était à son douzième jour lorsque je pus lui donner mes soins, et parfaitement revenu à lui-même depuis cinq, pendant chacun desquels il avait pris deux soupes moyennes, et bu à différentes fois la valeur d'un verre de vin. Il n'avait ni soif ni mal de tête, et il ne paraissait aucun signe de coction. Le point de côté s'était dissipé, et le pouls, qui avait conservé une certaine élévation, malgré la faiblesse extrême où il se trouvait, était tranquille pendant les rémissions, et se concentrait lors du redoublement, qui avait lieu tous les soirs, et durant lequel il avait toujours un peu de délire. La peau était moite, grasse et d'une chaleur naturelle, la langue belle et l'appétit bon. Le ventre, qui s'était resserré, après avoir donné les selles dont j'ai parlé plus haut, ne s'était point r'ouvert : les urines étaient limpides, et les crachats, qui n'étaient expectorés qu'avec beaucoup de difficulté et une douleur très-vive, crus et sanglans (1).

Je prescrivis de suite le quinquina en opiat et la potion où entre son extrait, pour en prendre alternativement un gros du premier et une cuillerée de la seconde, toutes les heures et demie. La douleur qui précédait l'expectoration se calma après la seconde prise de l'opiat; le sang disparut des crachats après la quatrième, et le malade dormit pendant quatre heures. Il se réveilla avec la bouche mauvaise, et passa la nuit tranquille-

---

(1) J'observe ici que ce malade ne pouvait supporter une tasse de bouillon de mou de veau, tant la douleur qu'il lui causait était vive. Un petit verre de vin, au contraire, calmait celle qu'il avait coutume d'éprouver en crachant.

ment et dans un sommeil presque continuel, quoique le redoublement se fût encore étendu pendant la plus grande partie de la durée de celle qui l'avait précédée. La peau était sèche le lendemain, les urines troubles, et la langue chargée et très-amère (1). Je lui fis continuer encore pendant deux jours les mêmes remèdes, et les accidens s'étant tous dissipés, je lui fis prendre un minoratif léger qui lui procura trois selles qui terminèrent sa maladie. Cette guérison, qui étonna autant par sa promptitude que le traitement avait paru singulier, fut suivie d'une convalescence de plus de deux mois.

II.e OBSERVATION.

M. Boisson, capitaine de navire, âgé d'environ 55 ans, et d'une bonne constitution, avait une forte douleur au côté droit, une grande difficulté de respirer, un mal de tête considérable et lourd, et beaucoup d'altération: ses crachats étaient muqueux et mêlés de sang, et leur expectoration fatigante. Sa langue était blanche et un peu chargée, la chaleur de la peau naturelle,

(1) Tous ces signes qui faisaient juger que la crise, que rien n'annonçait avant l'administration du quinquina, s'opérait alors, furent ce qui m'engagea à purger.

le pouls accéléré et plein, sans dureté bien notable, et les urines claires et décolorées.

Je lui ordonnai pour boisson de l'eau d'orge miellée, et pour remède l'infusion d'une once de quinquina dans une pinte d'eau. Ce traitement diminua la fièvre, apaisa le mal de tête et la soif, et rendit moins pénible la respiration et l'excrétion des crachats, où il ne parut plus de sang. Considérant néanmoins que la douleur de côté ne cédait pas, je fis appliquer sept sangsues sur cette partie, et, après qu'elles eurent cessé de couler, un vésicatoire. Le lendemain, l'expectoration, que je cherchais à favoriser par l'usage d'un look, était facile et abondante; la langue se chargea ensuite, et les urines s'épaissirent; de manière que je le jugeai en état d'être purgé le sixième jour. Il se trouva si bien le septième, qu'il put vaquer à ses affaires (1).

(1) Le cas était délicat; mais la chaleur de la peau, qui ne répondait pas à la violence des autres accidens, et le défaut de dureté dans le pouls, ainsi que la qualité des urines, me décélèrent de suite le caractère de cette maladie, qui, avec de pareils signes, ne pouvait pas être inflammatoire.

Des Fluxions de poitrine lentes.

Heureusement que toutes les fluxions de poitrine n'avaient pas un caractère de gravité aussi considérable. Celles qui furent les plus communes se déclaraient avec des symptômes modérés; et quoique les crachats y fussent pour l'ordinaire teints de sang, et qu'il existât une douleur plus ou moins forte dans un des points du thorax, la respiration était libre et la toux peu fatigante. Quelques malades n'expectoraient cependant qu'avec douleur lorsque les crachats étaient sanglans. Plusieurs éprouvaient un mal de tête violent et lourd, et une grande altération, accidens à peine remarquables chez le plus grand nombre. La fièvre était légère, avec des redoublemens précédés d'horripilations ou de légers frissons; le pouls, petit et concentré dans le principe, devenait bientôt flexible, et la peau, qui était d'une chaleur naturelle, ne tardait pas à être moite. Les urines étaient décolorées et claires.

Il était rare que les fluxions de cette espèce fussent mortelles quand elles étaient abandonnées à la nature, qui en opérait la crise un peu plutôt ou un peu plus tard.

I.ère Observation.

Une domestique de M. Lagedamon, âgée d'environ 25 ans, et dont la poitrine était délicate, se plaignait depuis vingt-quatre heures d'une douleur dans la poitrine, d'une légère difficulté de respirer, d'une fatigue générale, d'altération et de mal de tête. Ses crachats étaient muqueux et sanglans, la chaleur de la peau naturelle, le pouls accéléré, concentré et diuruscule, et les urines décolorées et claires.

Je la mis de suite et sans balancer à l'usage d'une infusion de quinquina, qui fit disparaître ces accidens dans l'espace de dix heures. Elle dormit bien, et jouissait le lendemain de sa santé ordinaire. Je lui fis cependant continuer ce jour-là l'infusion de la même écorce, mais à plus petites doses, afin de prévenir le retour de la fièvre, qui n'eut pas lieu.

II.e Observation.

Mademoiselle Lechon, aînée, était oppressée depuis dix jours, et avait un crachement muqueux et sanglant, et une petite fièvre qui redoublait tous les soirs, ce qui lui annonçait une augmentation de la toux, du mal de tête et de la soif. Elle était aussi très-faible et dormait peu.

Le pouls était petit et concentré, et les urines claires. Le quinquina, qu'elle prit en extrait avec de l'eau et du sirop seulement, fit cesser le crachement de sang dans l'espace de quinze heures, et la guerit parfaitement en moins de trois jours.

Je pourrais citer plusieurs observations semblables où le quinquina m'a également réussi; et un plus grand nombre d'autres, dans la plupart desquelles, à la vérité, les crachats n'étaient point sanglans, où j'ai obtenu le même succès des rôties au vin pur.

Les autres affections furent des dyssenteries, des squinancies et des scarlatines.

Des Dyssenteries.

Les dyssenteries se déclaraient par une fièvre continue, dont les redoublemens étaient annoncés par de petits frissons. La faiblesse était générale, la langue limoneuse, le pouls accéléré, petit et concentré, la peau d'une chaleur naturelle, les urines ténues, décolorées et en petite quantité, les selles muqueuses, le bas-ventre douloureux, tendu et bruyant. Il y avait en outre des nausées, quelquefois des vomissemens glaireux, nulle altération dans la plupart des cas, et beaucoup dans les autres. Les douleurs continuaient, le pouls s'affaiblissait, les forces tombaient en prostration, les selles plus sanglantes, brunes et liquides, se rapprochaient; la peau devenait moite, fraîche et grasse; et la langue, toujours humide, fuligineuse; le délire se faisait apercevoir pendant les exacerbations, qui avaient lieu deux fois par jour; le hoquet avait lieu par intervalles, et se perpétuait ensuite; les douleurs cessaient enfin, et les matières des selles, qui étaient noires, mêlées d'un sang dissous, et infectes, mettaient fin, par leur quantité, à cette triste scène, qui se terminait du quatorze au vingt-unième jour.

I.ère Observation.

Madame...., d'une constitution moyenne, et âgée d'environ 50 ans, était à son cinquième jour lorsque je la vis pour la première fois. Elle était accablée et ressentait de vives douleurs dans la capacité du bas-ventre, qui était légèrement tendu. La langue était chargée d'un limon jaune tirant sur le brun, et il n'y avait ni soif, ni mal de tête. La fièvre était continue, avec des redoublemens le soir, le pouls accéléré, faible et concentré, et la chaleur de la peau, qui était un peu moite, naturelle. Ces symptômes étaient accompagnés de nausées, de crachats muqueux et sales, et de déjections alvines de même nature, crues, brunâtres et mêlées de sang.

Mon premier soin fut de chercher à nettoyer les premières voies, par le moyen de l'ipécacuanha, et à calmer les douleurs par celui des clystères, d'un léger narcotique et de l'eau de riz. J'ordonnai le lendemain le quinquina en extrait, afin de m'opposer aux progrès de la fièvre et de la dissolution, et, pour soutenir les forces, une crême de pain un peu épaisse et quelques cuillerées de vin de bordeaux.

Je continuai depuis huit jours ce traitement, auquel la maladie paraissait céder, lorsqu'étant tombé malade moi-même, il ne me fut plus possible de lui donner des soins. J'ignore quels ont été les remèdes qu'on a pu lui donner; cependant, à en juger par les effets, il est à présumer que les narcotiques y entraient à grande dose; mais la vérité est qu'elle mourut six jours après.

II.e OBSERVATION.

M....., d'une constitution médiocre, et âgé de 35 ans, eut de fortes douleurs dans le bas-ventre, lesquelles furent bientôt suivies de selles répétées, muqueuses et mêlées de sang. Il était faible, avait la langue limoneuse, le pouls accéléré, concentré et duriuscule, les urines décolorées, nulle altération et aucun mal de tête.

Je lui prescrivis une panade sucrée légère pour boisson, des clystères adoucissans et une potion calmante. Le dévoiement continuant, ainsi que les douleurs, et la langue étant plus chargée, je lui fis prendre le lendemain l'ipécacuanha, qui produisit un surcroît d'évacuation sans soulagement. Le redoublement de la fièvre fut même plus fort que celui de la veille; le pouls tomba et la faiblesse, et les douleurs étaient beaucoup plus grandes. Les selles commençaient aussi à brunir et à être plus sanglantes. Cette augmentation dans les symptômes me détermina à mettre de suite ce malade à l'usage du quinquina en extrait et de la potion camphrée, que j'accompagnais toujours de celui de la panade et des clystères, dans chacun desquels on faisait fondre quatre gros de suif de mouton. Il fut mieux trois jours après, et guérit le huitième.

III.e Observation.

Je fus appelé pour Mademoiselle...., qui était d'un tempérament faible, âgée de 48 ans, et au second jour de sa maladie. Je la traitai de la même manière que le malade précédent, et elle prenait du quinquina et une potion camphrée depuis trois jours, lorsque je fus remplacé le cinquième par un autre médecin, sous le prétexte que ma méthode était extraordinaire, et qu'elle ne pouvait tout au plus convenir que dans les colonies. Elle fut remise à l'usage des adoucissans et des narcotiques, auxquels on joignit des minoratifs. Elle mourut huit jours après, ayant des pétéchies sur différentes parties du corps.

Des Squinancies.

Les squinancies s'annonçaient par une fièvre considérable, communément accompagnée d'un mal de tête violent et lourd, et d'un léger délire. Le regard était abattu, le visage d'un rouge cuivré, l'accablement et les anxiétés extrêmes, le col tuméfié, la respiration gênée, le ventre un peu tendu, les urines décolorées, la peau d'une chaleur naturelle, le pouls accéléré, élevé et mou; la soif nulle, la voix rauque, et la gorge douloureuse et cuisante; les amygdales et le voile du palais, légèrement tuméfiés, avaient une teinte brunâtre qui s'étendait sur la langue, laquelle était sans limon, et la gangrène menaçait de s'emparer de l'arrière-bouche dès le second jour.

Leur début n'était pas toujours aussi terrible,

et alors les accidens dont je viens de faire mention ne parvenaient que le troisième jour au point ci-dessus indiqué; mais, dans tous les cas, le pouls était, à cette dernière époque, précipité, faible et concentré, et le ventre météorisé; les douleurs, devenues plus cuisantes, affectaient le larynx, et rendaient la voix encore plus désagréable. Bientôt les amygdales et le voile du palais étaient gangrenés et s'ulcéraient, et la peau était fraîche, moite et onctueuse. Il se déclarait des selles brunâtres, qui, rares d'abord, ne tardaient pas à être fréquentes. L'affaissement était total, les anxiétés à leur comble et le délire presque continuel. Le hoquet survenait ensuite, et peu après un dévoiement de matières noires et fétides amenait la mort, qui arrivait du 7 au 10, et rarement le 14. Les cadavres, couverts en plusieurs endroits de petites taches brunes, présentaient les signes d'une dissolution complète.

I.ère OBSERVATION.

Madame Simoneau, d'une constitution nerveuse et âgée d'environ 36 ans, avait une forte fièvre, une douleur de tête considerable, des anxiétés, un léger délire, un mal de gorge affreux et cuisant, point de soif, et se sentait accablée. Je lui examinai les amygdales et le voile du palais, que je trouvai d'un rouge livide. Reconnaissant le caractère de sa maladie, je lui fis prendre, dès que le paroxisme eût commencé à céder, une infusion de quinquina. Les douleurs de la gorge diminuèrent quelques heures après, le redoublement de la fièvre fut peu sensible, et deux jours suffirent pour la rendre à une santé parfaite.

II.e Observation.

Madame Maunoir, âgée de 25 ans, et d'une forte constitution, avait tous les symptômes de squinancies, qui se déclaraient aiguës à cette époque, et parvenues à la fin du second jour, moment où elle me fit inviter à l'aller voir. On la rafraîchissait, et les douleurs de la gorge devenaient de plus en plus vives. Mise dès l'instant même à l'usage du quinquina en infusion et de la potion camphrée, remèdes qu'elle prit pendant trois jours consécutifs, elle se trouva parfaitement rétablie.

III.e Observation.

Une domestique de madame Douvry, âgée de 44 ans, et d'une constitution moyenne, était malade depuis trois jours, et avait une petite fièvre qui redoublait le soir, beaucoup de mal à la tête, qui était pesante, nulle altération, un mal de gorge considérable, et un léger gonflement des amygdales et du voile du palais, qui avaient une couleur livide; le pouls était précipité, faible et concentré, et les urines décolorées. Elle était en outre fort accablée, et les nuits, très-mauvaises, étaient dans leur plus grande partie accompagnées de délire. Je la mis de suite à l'usage du quinquina en infusion et de la potion camphrée, qu'elle discontinua à la fin du troisième jour, parce qu'elle se crut entièrement guérie. Mais il ne s'en était pas encore écoulé trois autres, que les accidens reparurent avec plus de violence, et me contraignirent à lui donner de nouveau les mêmes remèdes et à lui appliquer un vésicatoire à la nuque, afin de soutirer à l'extérieur une partie de l'humeur fixée sur l'arrière-bouche. Elle ne se sentit soulagée que quatre jours après, et il lui en fallut encore plus de huit pour être entièrement rétablie, parce qu'elle ne voulait pas prendre le quinquina à une dose aussi forte qu'il eût été nécessaire de le faire.

Des Scarlatines.

Les scarlatines furent des plus meurtrières, et lusieurs d'entre elles faisaient périr les malades en trois jours. L'accablement était extrême dès le début, la tête pesante, le visage et les yeux d'un rouge cuivré; le pouls, accéléré, faible et un peu concentré, se déployait à peine dans les redoublemens, de sorte que la fièvre n'avait dans aucun temps la force propre à favoriser l'éruption. La peau avait une chaleur naturelle, au lieu de celle qu'elle a coutume d'avoir dans les maladies exanthématiques dont l'issue doit être heureuse, et sa couleur était plombée, d'exaltée qu'elle aurait dû être. Enfin, les sueurs étaient petites, la soif peu notable ou nulle, les urines ternes et le ventre légèrement tendu.

Cet état, accompagné d'anxiétés et de fréquens écoulemens, par le nez, d'un sang sans consistance et pâle, dont quelques-uns étaient considérables, empirait promptement. Le pouls tombait, la peau devenait fraîche, moite et grasse; les malades déliraient, avaient le hoquet et la respiration étouffée, et il survenait un dévoiement de matières liquides, noires et très-puantes. Les deux derniers accidens ne précédaient que de douze à dix-huit heures la mort, qui arrivait pour le plus tard du sept au dix, avec tous les signes de la dissolution.

Observation.

Un-aveugle nommé Lambert, jeune homme d'un tempérament robuste et sanguin (le même dont j'ai dit, à l'article précédent, que la mère avait contracté une fièvre d'un mauvais caractère pour avoir continué à coucher dans sa chambre lorsqu'il était malade), était au premier jour de l'éruption. Il sè plaignait d'un mal de tête fort et pesant, et avait la fièvre avec des redoublemens qui avaient lieu dans l'après-midi. Le pouls était précipité, faible et concentré, la respiration gênée, le visage et le corps d'une couleur livide, la langue sans limon, les urines ténues et décolorées, et l'altération nulle.

Je lui ordonnai l'infusion de quinquina, la potion camphrée et le vin de Madère. Le redoublement fut plus fort ce jour-là et accompagné d'affaissement et de délire. Il eut le lendemain une hémorrhagie nasale très-conséquente. Je fis continuer les mêmes remèdes, et le redoublement fut beaucoup moindre, mais il eut encore le jour suivant une hémorrhagie qui, quoique moins considérable que celle de la veille, fut néanmoins inquiétante. Je persistai à suivre le même traitement, et le malade fut mieux le troisième jour. Enfin, les accidens cédant peu-à-peu à ces moyens, la guérison fut complète le huitième.

Dans l'invasion de cette maladie, dont j'ai vu périr plusieurs personnes pour avoir été traitées d'une manière opposée à celle que je viens d'indiquer, la fièvre était légère, le pouls petit, faible et concentré, et la peau fraîche et moite dès le principe. Le quinquina donné alors faisait cesser le spasme, ranimait les forces et favorisait les oscillations indispensables pour que l'éruption eût lieu; tandis que la méthode débilitante achevait de jeter la nature dans l'affaissement et d'anéantir ainsi ses ressources. Deux personnes voisines de l'aveugle dont je viens de parler, et qui eurent la scarlatine dans le même temps que lui, en firent la triste expérience, et moururent à la fin du troisième jour d'un travail qu'elle avait inutilement fait pour porter l'humeur à la peau.

J'eus occasion de voir à cette époque un enfant âgé d'environ dix ans et d'une constitution faible. Il avait une petite fièvre, la peau fraîche et moite, le pouls petit, précipité et faible, et un mal de tête pesant, sans aucun symptôme qui pût faire soupçonner la scarlatine. L'état d'adynamie dans lequel il se trouvait me détermina à lui donner le quinquina en infusion. L'éruption se déclara, et l'on reconnut sa maladie le lendemain; mais comme il était inoui qu'on eût fait prendre cette écorce dans une semblable maladie, ma conduite fut vivement censurée, quoique tout fût alors bien disposé et annonçât une terminaison heureuse, qui eut effectivement lieu quelques jours après.

Quant aux fièvres, elles étaient en général du caractère de celles que j'ai décrites dans cet essai; et s'il en paraissait, durant cette constitution, avec l'apparence de leur simplicité ordinaire, il n'était guères possible, je le répète, de ne pas apercevoir dans leurs symptômes les impressions d'une cause étrangère qui rendait toujours plus difficile le travail de la crise.

Cette description succincte de l'épidémie de la fin de 1805 et du commencement de 1806; celle des maladies qui ont régné pendant sa durée, et les observations que j'ai rapportées à la fin de chacune d'elles, sont, ainsi que le traitement que je leur ai appliqué, des preuves incontestables que les affections avaient à cette époque un caractère bien différent de celui qui leur est propre. Or, si le caractère de ces affections était adynamique, comme les symptômes dont on a vu qu'elles s'entouraient et les remèdes qu'on leur appliquait avec succès concourent à le démontrer, il s'ensuit nécessairement qu'elles participaient de celui de la fièvre actuelle des Indes occidentales; et comme j'ai prouvé ailleurs par le rapprochement que j'ai fait des différentes espèces de celle qui paraît dans ces derniers temps en Europe avec cette dernière, il en découle cette autre conséquence, que la plupart des maladies qu'on observe aujourd'hui dans cette partie du monde, tiennent également à ce caractère. Cette vérité, déjà constante par elle-même, acquiert une certitude entière aux yeux des médecins, qui avoueront n'avoir jamais vu les maladies aussi tenaces, ni rencontré des occasions aussi fréquentes d'administrer le quinquina, qu'ils le font depuis quelques années.

RÉCAPITULATION.

Je me suis appliqué pendant le cours de cet essai à donner tous les moyens nécessaires pour reconnaître la fièvre des Indes occidentales et pour la faire distinguer de celles des autres genres, malgré la variété de ses formes, qui me l'a fait ranger sous un certain nombre d'espèces propres à la signaler. J'ai esquissé les principaux caractères sous lesquels les différentes maladies ont coutume de se produire, non-seulement dans des vues particulières à cette fièvre, mais encore afin d'aider à discerner entre elles toutes celles qu'on rencontre journellement dans la pratique, de quelque nature qu'elles soient, et d'empêcher qu'on ne les confonde avec elles. J'ai exposé les complications dont ces caractères sont susceptibles dans les temps ordinaires, et les changemens qui en sont alors le résultat. Poussant plus loin mon attention, je me suis attaché à démontrer ceux que la contagion y apportait, lorsqu'elle venait s'y joindre pour dénaturer leurs symptômes distinctifs, et les rendre en quelque sorte méconnaissables. J'ai fait encore, autant qu'il a été en moi, une description exacte des signes qui manifestent la présence de ce principe destructeur, et de la manière dont il s'introduisait dans les corps.

Mais, revenant à la fièvre dont je traite, je me suis fait une loi d'indiquer les symptômes généraux de ses espèces particulières, afin d'aplanir les difficultés inséparables de la différence des physionomies qu'elle prend. J'ai fait voir aussi que cette fièvre est essentiellement simple; et les preuves que j'ai données de sa simplicité démontrent en même temps que, malgré les divers aspects sous lesquels elle paraît dans son commencement et la manière dont elle prélude, elle ne change point de nature; de sorte que le praticien ne perdra plus en hésitations dangereuses un temps précieux, puisqu'il saura que, quel que soit son type apparent et son degré de force, elle prend bientôt celui de rémittent, et que la faiblesse ne tarde pas à être son partage. Ces considérations m'ont engagé à donner un plan général de traitement, qui, à quelques modifications près, convient à toutes les espèces que j'ai jugé convenable d'en former, afin qu'il se trouve encore ainsi en état d'agir de suite, sans craindre de commettre des erreurs qu'il ne pourrait souvent pas réparer. La haute dose à laquelle je prescris les remèdes et la précipitation que je recommande dans leur emploi, sont d'une urgence d'autant plus grande, que la contagion la complique, et qu'en enchaînant le mouvement des solides, en même temps qu'elle détruit le mucus qui unit les parties intégrantes des liquides, la dissolution se déclare promptement, si les malades ne sont pas secourus dans les premiers momens. La faiblesse exige pour la combattre les toniques et la contagion des substances camphrées. Comme l'indication de mettre ces médicamens en usage n'est pas aussi décisive qu'il serait à desirer qu'elle le fût, et que l'on n'est pas d'accord sur le temps où l'on doit les administrer, j'ai insisté sur les avis à suivre dans ces occasions, parce que le succès du traitement y est attaché. Je me suis aussi occupé de l'analogie qu'ont la plupart des fièvres qui s'observent depuis quelques années en Europe avec celle des Indes occidentales, et je pense avoir mis hors de doute ce qui à cet égard n'était encore qu'une question. Pour le prouver, j'ai fait voir qu'elles avaient des symptômes semblables, et pour origine les mêmes causes. J'en ai déduit la conséquence, que leur traitement doit être le même, et j'ai appuyé cette théorie d'un nombre suffisant d'observations où cette vérité est mise dans tout son jour. Enfin, après m'être élevé contre les préjugés et la routine, j'ai fini par soumettre à la discussion des objets qu'on pouvait déjà regarder comme certains, mais qui, présentés sous de nouveaux points de vue, ont rendu la doctrine que j'ai établie aussi claire que si elle était mathématiquement démontrée.

CONCLUSION.

Il est constant, par tout ce que j'ai dit, que la fièvre des Indes occidentales est adynamique et compliquée de contagion; que les accidens qui la caractérisent sont précisément la faiblesse, qui est inhérente aux fièvres de ce caractère; et en second lieu, la dissolution, qui est le produit d'un principe délétère qui tend à désorganiser tout; que l'on doit conséquemment s'occuper, dès son début, à ranimer les forces par le quinquina et les cordiaux, et à détruire par les remèdes camphrés la cause pernicieuse qui la complique; que la plupart des fièvres qu'on voit aujourd'hui en Europe lui sont identiques et requièrent le même traitement qu'elle; enfin, qu'elles sont l'une et les autres, contre l'opinion commune, contagieuses, et qu'on ne peut prendre trop de précaution pour empêcher que le germe qui leur donne naissance n'acquiert de la gravité par l'introduction de nouveaux miasmes qui nous seraient apportés du dehors avec d'autant plus de facilité, que nos communications avec les étrangers sont très-fréquentes.

De quelques Remèdes dangereux dans le traitement de la Fièvre des Indes occidentales.

J'ai promis, au commencement du III.e chapitre, de dire un mot des remèdes dangereux dans le traitement des fièvres des Indes occidentales, dont je croyais ne devoir pas m'occuper dans le cours de cet essai. Il serait d'autant plus imprudent de ne pas les faire connaître, que je les regarde comme très-pernicieux dans le traitement de ces fièvres, quoiqu'ils y aient été proposés et même employés par des médecins d'un mérite non-équivoque. C'est pour remplir cet engagement, et afin de détourner d'en faire usage, que je vais exposer le plus succinctement qu'il me sera possible leur manière d'agir et les suites funestes de leur administration. Ces médicamens sont, les *bains*, l'*opium* et le *mercure*.

Des Bains.

Il était si facile de voir que les bains ne convenaient pas dans cette fièvre, ainsi que dans toutes celles qui participent de son caractère, que je suis toujours étonné qu'on les y ait conseillés : car l'eau, qui en est la base, en pénétrant les parties les plus intimes des corps, en diminue non-seulement le ressort, mais donne encore plus de fluidité aux humeurs par l'absorption de ses particules les plus subtiles; ce qui les rend susceptibles des mêmes inconvéniens que les délayans pris à l'intérieur. Or, si l'on fait le rapprochement de leur action avec l'état de faiblesse où se trouvent les malades et la pente que les fluides ont à se désunir, il est aisé de s'apercevoir combien ils sont nuisibles et combien il serait dangereux de s'en servir.

Ces mauvais effets des bains ne se bornent pas à ceux qu'on donne entiers; ceux de pieds, qui sembleraient en être exempts, et qui procurent d'abord un soulagement notable, quand les douleurs de tête sont violentes, ne sont guères moins à craindre qu'eux. Ils causent bientôt un accablement général, par la détente à laquelle ils donnent lieu dans toute la machine; il survient même, si l'on continue à y rester, un mal-aise difficile à exprimer, et auquel succèdent bientôt des anxiétés et des défaillances. Ces accidens, qui proviennent de la dérivation qui se fait sur les parties inférieures, et qui prive le cerveau d'une portion du sang qui lui est nécessaire pour y maintenir l'équilibre, sans lequel les fonctions ne se font qu'imparfaitement, ne manquent jamais de rendre les autres symptômes plus formidables. L'expérience que j'en ai faite deux fois sur moi-même dans de semblables cas, et celle qui s'est réitérée plusieurs fois sous mes yeux chez d'autres malades, m'a prouvé combien ils pouvaient être dangereux les uns et les autres, et me les a fait bannir pour toujours du traitement de cette fièvre, où le raisonnement seul n'aurait pas dû permettre de les introduire.

Ainsi, puisqu'ils concourent les uns et les autres à accélérer la gravité des symptômes, la prudence exige qu'on cesse de les ordonner, non-seulement dans cette maladie, mais encore dans toutes celles qui participent de son caractère.

De l'Opium.

Ce médicament, qu'on doit regarder, dans un grand nombre de circonstances, comme un des plus précieux dons que la providence ait fait aux hommes, est cependant bien préjudiciable dans plusieurs autres. L'esprit de système qui semble avoir voulu dans ces derniers temps en faire un remède universel, en les conseillant pour des cas opposés, en a en quelque sorte ainsi prostitué l'usage. C'est surtout lorsqu'on le recommande pour combattre l'atonie que l'on commet une bien grande faute, puisque, loin d'augmenter réellement les forces, il ne fait que les affaiblir. Il suffit, pour se convaincre de cette vérité, et pour s'assurer que la propriété de fortifier ne réside pas dans l'opium lui-même, et qu'elle ne lui est que relative et dépendante de la disposition où se trouvent les individus, d'examiner ses effets les plus favorables à l'opinion contraire. On jugera, en les appréciant, si c'est à juste titre que je m'élève contre l'abus qu'on en fait dans les fièvres dont l'essence est la faiblesse.

J'avouerai d'abord qu'on ne peut nier que ce remède n'augmente pas les forces dans certains cas, et qu'il les ranime et les rétablit dans d'autres: le fait est incontestable; il faut pourtant expliquer comment il a lieu.

1.° Il augmente les forces : la preuve nous en est fournie par les peuples orientaux et par ceux qui en font un usage habituel; mais en opérant sur les différens systêmes, il les exalte au détriment de la machine entière. Semblable aux liqueurs spiritueuses, il produit dans les humeurs une raréfaction qui occasionne une fausse pléthore qui rend la circulation plus prompte et la secrétion du fluide nerveux plus abondante. De-là résulte une augmentation de vigueur qui dégénère, quand on en a pris une dose un peu forte, en une espèce de fureur qui se manifeste surtout chez les personnes sanguines et chez celles qui sont déjà échauffées par la maladie, ainsi qu'on le voit arriver dans les inflammations commençantes. Or, cette impétuosité momentanée qui suit son administration, et dont le cerveau supporte le choc, est d'autant plus à craindre, que, lorsque l'action irritante de ce médicament cesse, il survient un accablement considérable, quelquefois des convulsions, des crampes, et bientôt après, si l'on n'y remédie pas, un froid glacial, accompagné de sueurs d'excrétion qui continuent jusqu'à la mort (1).

2.° Il ranime les forces, lorsque l'irritation donne lieu à un éréthisme violent qui bride l'action des nerfs et enchaîne les oscillations artérielles, comme dans les fièvres qui ont pour cause les veilles prolongées ou les vives passions de l'ame; et ils les rétablit, lorsque la sensibilité est portée à l'excès, comme dans les douleurs qui affectent principalement les membranes, parce que le calme qu'il procure dans ces circonstances rend aux organes la liberté de leurs fonctions,

(1) La vertu assoupissante de l'opium, qui remplace alors sa vertu irritante, agit sur les nerfs en sens contraire de la dernière, et indique clairement que c'est elle qui mérite la principale attention.

et que, de cette manière, tout rentre dans l'ordre.

Mais, quand le spasme a pour origine la faiblesse et la langueur; et que la machine entière est dans une sorte d'anéantissement, il ne peut que nuire, puisqu'il est démontré, par ce qui vient d'être dit, que, s'il paraît d'abord fortifié, dans quelques cas, il finit toujours cependant par engourdir l'irritabilité et la sensibilité qui pêchent déjà en moindre dans celui-ci, où leur défaut est le principe du désordre qu'on y aperçoit. Aussi les malades qui sont atteints de la fièvre des Indes occidentales se trouvent-ils beaucoup plus accablés après en avoir fait usage, qu'ils ne l'étaient auparavant, et il est bien rare que, lorsqu'ils l'ont continué pendant quelques heures, le dévoiement ne se déclare pas, pour peu qu'il ait de disposition à paraître. Ainsi la manière dont ce médicament y agit serait une preuve nouvelle de la nature de cette fièvre, si elle pouvait être encore douteuse, puisque, s'il fortifiait en effet, il n'entraînerait pas la prostration des intestins, au lieu d'en rétablir le ton.

Ces considérations m'ont donc toujours empêché de l'y prescrire pour relever les forces; et l'emploi que j'en ai vu faire n'a servi qu'à me confirmer dans l'idée désavantageuse que je m'en était formée; car j'ai constamment observé qu'il y augmentait les accidens, et que son association avec les toniques les plus énergiques s'opposait à ce qu'ils produisissent les bons effets qu'on était en droit d'en attendre. Cependant le préjugé est si prononcé en sa faveur, que, quoiqu'il opère visiblement en sens contraire de ce qu'on en exige, on ne continue pas moins à l'ordonner. J'engage donc les praticiens à s'en rapporter à l'avenir à leur propre observation, sans avoir égard aux préceptes d'une fausse théorie que l'expérience réprouve. Dégagés alors de tout esprit de système, je suis sûr qu'ils y renonceront pour toujours, quand il s'agira des espèces de fièvres.

Du Mercure.

Le mercure agit sur les solides et sur les fluides. Son effet sur les premiers, est d'en exalter l'irritabilité, et d'accélérer ainsi les oscillations des artères, au point même d'occasionner une fièvre continue, pendant laquelle le pouls est vif et serré et la soif considérable. Celui qu'il opère sur les fluides, est de les décomposer en les atténuant, de manière qu'il jette dans le scorbut les personnes qui en font un long usage, et qu'il rend en peu de temps complète la dissolution des humeurs, pour peu qu'elle soit commencée. Il concourt donc avec la fièvre qui nous occupe à la destruction, puisque le mouvement des solides, devenant plus prompt, doit l'amener d'autant plus vîte, que l'action se passe sur des fluides déjà soumis à celle d'un principe qui les désunit. Ainsi les solides et les fluides étant dans un état tel, que l'énergie des uns est trop forte, quand elle n'est pas languissante, et la ténuité des autres trop grande pour avoir besoin d'être augmentée par cet agent, ce remède ne peut donc qu'y être infiniment préjudiciable.

Il paraîtra sans doute surprenant, après ce court exposé, qu'on ait pu même en faire mention dans des fièvres de ce genre. Ceux qui l'ont fait, ne sont excusables, à mon avis, que parce qu'ils ont été trompés par une apparence d'analogie qu'ils ont cru apercevoir entre quelques-unes d'elles, et des maladies où il a réussi. Les symptômes et les indications sont pourtant si différens dans les unes et dans les autres, que la plus légère réflexion aurait dû suffire pour prévenir cette erreur.

Il est de fait que ce minéral, administré en frictions et sous forme saline, a eu, tant en Europe que dans les pays chauds, les succès les plus marqués dans les engorgemens essentiels du foie accompagnés d'épanchemens bilieux, et dans les hépatitis, lorsqu'il n'existait plus d'irritation; mais il n'y a aucune similitude entre ces différens cas et ceux dont il est ici question. Les premiers, en effet, n'ont lieu que parce que la bile est trop épaisse, et qu'elle ne peut enfiler ses couloirs, soit qu'elle ait acquis cette consistance par un trop long séjour dans le foie, ou qu'elle la doive à une de ces causes dont il est si difficile, pour ne pas dire impossible, de se rendre raison : d'où résulte un arrêt de cette humeur, ou son défaut de secrétion, et conséquemment son reflux, ou sa rétention dans la masse générale. Ces accidens dans les seconds sont, au contraire, la suite de l'état de souffrance où se trouvent les organes dont les fonctions sont presque nulles, et de la ténuité contre nature des fluides, et de la bile en particulier. Dans les premiers cas, c'est donc le trop d'épaississement de cette dernière substance qu'il faut combattre, tandis qu'il ne faut envisager dans les seconds que la perte du ton des solides et la dissolution des fluides; de sorte que le mercure, qui convient dans la diathèse bilieuse, où sa tenacité exige qu'on atténue l'humeur qui en fait la base, pour la remettre dans l'état qui lui est propre pour remplir les vues de la nature, ne doit produire que des effets fâcheux, lorsqu'elle n'est déjà que trop fluide et prête à se dissoudre.

Qu'on me permette, afin d'éclaircir ce que je viens d'avancer, une comparaison que je tirerai de ce qu'on voit journellement arriver dans les maladies vénériennes. Quoiqu'elle paraisse au premier coup-d'œil disparate, et que l'humeur affectée n'y soit pas la même, elle n'en est pas au fond moins juste. Personne en effet n'ignore l'utilité dont y est ce minéral, lorsqu'elles sont commençantes, parce que la lymphe est alors épaissie par le virus; mais qui ne sait pas aussi combien il y est nuisible, quand son action est parvenue à la décomposer, puisqu'on est alors contraint d'employer des remèdes d'une vertu opposée, qui, en l'invisquant, lui font reprendre sa consistance primitive, sans laquelle la guérison ne peut avoir lieu?

Concluons donc que, s'il est bien démontré d'une part que tout marche dans la fièvre des Indes occidentales vers la dissolution, et qu'elle est d'autant plus prochaine, que les mouvemens qui la produisent sont plus forts, et les fluides plus faciles à se désunir; et de l'autre, que le mercure tend à exciter les oscillations du système vasculaire, en même temps qu'il atténue les liquides, l'emploi de ce minéral y est meurtrier, et qu'on doit le rejeter de leur traitement, ainsi que je l'ai dit des bains et de l'opium, et que c'est au quinquina, aux cordiaux et au camphre, qu'il faut recourir pour qu'il soit efficace.

NOTICE
SUR
LA FIÈVRE JAUNE.

Cette notice de la *fièvre jaune*, que je me suis engagé à donner, sera courte, et néanmoins suffisamment étendue pour fournir les renseignemens qui sont nécessaires, afin de mettre un terme à l'incertitude où l'on est, tant sur sa nature, que sur sa cause et son traitement, objets sur lesquels on n'est pas encore parfaitement d'accord, et qui ont empêché jusqu'à ce jour de déterminer précisément sa classification. Les traités nombreux qu'on en a faits, et les talens distingués de la plupart de leurs auteurs, auraient cependant dû, ce me semble, lever tous les doutes sur ce qui la concerne. A quoi donc attribuer les difficultés qui s'y opposent, si ce n'est à la diversité des opinions et à la variété des formes sous lesquelles cette fièvre se produit? Je m'imagine que les sentimens seraient depuis long-temps fixés à cet égard, si, au lieu de s'attacher à la considérer sous un aspect unique et entourée de tous les symptômes qui l'accompagnent dans ses différens états, on l'eût envisagée sous des points de vue particuliers et distincts.

Cette manière analytique de l'examiner, la seule qui soit propre à faire ressortir les traits qui la caractérisent, aurait conduit au but desiré, qu'on aurait certainement atteint, en la divisant en espèces, ainsi qu'on l'a pratiqué avec succès pour quelques autres fièvres dont les modes ne sont pas plus variés que ne le sont les siens. Il était d'autant plus convenable de suivre une marche semblable, que la fièvre jaune affecte, de même que ces dernières, une physionomie analogue à l'âge, au tempérament, au sexe, et surtout à la manière dont sa cause agit sur les individus (1); de sorte qu'il n'est pas pos-

---

(1) Voyez mon Essai : ce que j'y dis est également applicable à cette fièvre.

sible qu'elle se montre constamment la même, et que les changemens qu'on lui remarque ne la rendent pas, en certaines circonstances, pour ainsi dire étrangère à elle-même.

Cependant comme il serait à craindre qu'en réglant les espèces de cette fièvre sur celui des modes qu'elle est susceptible de prendre, on ne se jettât dans des difficultés aussi grandes que celles qu'on se propose d'éviter en s'éloignant de la route battue; mon dessein, en outre, n'étant pas d'en traiter *ex professo*, j'en décrirai deux seulement qui, par le choix que j'en ferai dans les extrêmes, serviront de règle pour se conduire à l'égard des intermédiaires. Ainsi, au lieu d'une description diffuse et embarrassante, qui était un obstacle à ce qu'on pût s'en former une idée juste, on en aura deux qui seront simples, lesquelles, en la ramenant à une sorte d'uniformité, rendront son diagnostic plus facile.

De la nature de la Fièvre jaune.

La couleur de la peau, qui devient toujours jaune dans cette fièvre, la distingue de toutes les autres; mais cet attribut qui lui est essentiel, dont elle tire son nom, et qui semblerait au premier coup-d'œil en faire une maladie *sui generis*, ne l'en sépare pas cependant de manière qu'elle n'appartienne pas à une de leurs classes. D'ailleurs il ne lui est pas exclusif; car, outre qu'il lui est commun avec les espèces huitième et neuvième, chap. V, p. 249 et 254, il n'est pas étranger à quelques autres fièvres qui, à la vérité, ont toutes son caractère, et qui sont plus ou moins susceptibles de cette modification, à cette différence près néanmoins, qu'elle n'y est jamais, ou que bien rarement portée au degré où elle parvient dans celle dont il est ici question.

Le principe qui la produit exerce sa principale influence sur la bile, qu'il décompose à un point tel, qu'elle s'épanche en un court espace de temps dans le tissu cellulaire, comme il est aisé de s'en convaincre par la couleur précitée de la peau et celle des pustules qui se manifestent avant la mort, ou qui la suivent de près. Ces effets sont ce qui la différencie particulièrement des fièvres de sa classe, et surtout des espèces qui attaquent les nouveaux arrivés dans les colonies, dont la cause agit plus spécialement sur le sang qu'elle dissout, ainsi que le démontrent les hémorrhagies qui surviennent pendant leur cours, et les pétéchies qui ont lieu à leur terminaison.

Il ne faut cependant pas croire que ces diverses fièvres se restreignent à produire sur les humeurs que je viens de nommer l'un ou l'autre de ces effets, puisque, bien loin que chacune d'elles se borne à dénaturer celle avec laquelle j'ai dit qu'elle avait une affinité particulière, elles étendent, dans un grand nombre de cas, leur action sur l'universalité des fluides; de sorte qu'en conservant leur prédominance sur l'humeur qui est le plus intimement de leur ressort, la fièvre jaune dissout le sang jusqu'à occasionner des hémorrhagies, et que les autres fièvres décomposent la bile au point qu'elle s'extravase quelquefois, comme elle le fait dans la précédente.

Cette réciprocité d'action que ces maladies exercent sur les divers fluides, et qui les rapproche les unes des autres, n'est pas le seul point par lequel elles se touchent : car, outre le type continu rémittent que conserve la première pendant toute la durée et l'accablement où elle précipite les malades dans les premiers jours de son invasion, lesquels la rangent naturellement dans la classe des fièvres adynamiques, à laquelle nous avons vu que les autres appartiennent, il existe entre elles une analogie qui les met dans un rapport plus étroit. Elle consiste en ce qu'il est extraordinaire que la fièvre jaune, lorsqu'elle est aiguë, ait prise deux années de suite sur les mêmes individus. Semblable alors à l'espèce première du chap. III, p. 102, elle les respecte pendant un certain laps de temps, à moins qu'ils ne se mettent dans le cas de la contracter plutôt par l'abondance et la qualité des alimens, qui ne tardent pas à redonner au sang et aux humeurs la consistance et la richesse qui les y disposent (1). Mais le contraire a lieu quand elle est lente, et elle peut, de même que le font quelquefois les espèces qui ont particulièrement trait aux anciens colons, les attaquer plusieurs années consécutives.

On ne peut déjà douter, d'après le rapproche-

(1) Ceci rend raison de la facilité avec laquelle elle attaque les Européens, et de la difficulté qu'elle éprouve à atteindre les habitans des colonies.

ment que je viens de faire de ces maladies, que le caractère de la fièvre jaune ne soit le même que celui de la fièvre des Indes occidentales, et l'on verra dans un instant qu'il est, ainsi que dans cette dernière, compliqué de *contagion;* ce qui la rend une des affections les plus meurtrières que l'on connaisse. Et effectivement, quoiqu'elle le soit peut-être moins par *elle-même* que la première des espèces, chap. III, art. I, p. 102, parce que le développement des symptômes n'y est pas aussi rapide qu'il l'est chez elle, et qu'elle ne fait guères périr ceux qu'elle attaque avant le septième jour, on ne peut s'empêcher d'avouer qu'elle l'emporte sur la dernière en malignité, par la faculté, sinon réelle, du moins apparente, qu'elle a de se communiquer, et qu'elle possède à un degré si éminent, qu'elle paraît se propager avec autant de célérité que la peste.

Ses moyens de communication sont les mêmes que ceux dont j'ai fait mention chap. I, art. IV, p. 56, et elle est si active, qu'il est extrêmement difficile d'échapper à ses coups, pour peu qu'on y reste soumis pendant un certain temps.

C'est une vérité si bien reconnue aux Etats-Unis de l'Amérique, que, dès l'instant où cette maladie paraît, les gens riches y prennent le parti de fuir les villes, où elle commence toujours à se manifester, pour se confiner dans les campagnes, où il est rare qu'on en soit atteint. La prudence ne leur permet pas d'attendre, pour le faire, qu'elle soit répandue, et que ses progrès aient jeté l'épouvante dans tous les cœurs.

Lorsqu'elle est parvenue à cet état, l'effroi qu'elle inspire est si grand, qu'il fait oublier les devoirs les plus sacrés. Les liens les plus forts se brisent; l'époux quitte sa femme, et celle-ci son époux; et, sourd à la voix de la nature, le père abandonne ses enfans et s'en trouve abandonné. Les malheureux malades, délaissés, sont réduits à recevoir par les fenêtres les secours qu'un reste de pitié leur fait passer au moyen de longues perches, quand l'égoïsme ne s'est pas borné à les en pourvoir en fuyant.

Je ne chercherai point à excuser une telle manière de se conduire, surtout entre des parens aussi proches. On n'en sera cependant peut-être pas moins étonné, lorsqu'on saura que ce fléau se montre à peine dans un quartier d'une ville, qu'on le voit bientôt dans tous les autres, et, ce qui est encore plus surprenant, qu'il se manifeste en même temps dans plusieurs cités très-éloignées les unes des autres; de sorte que les habitans de chacune d'elles, incertains du lieu où il a pris naissance, se ferment respectivement leurs portes.

Cette mesure de sûreté, au moyen de laquelle ils s'imaginent se mettre à l'abri de la contagion, est malheureusement illusoire, puisqu'ils ne la prennent que parce qu'ils ignorent la véritable source de ce désastre, qu'ils attribuent à tort à la promptitude seule avec laquelle ils croient que cette maladie se propage; car, quelque rapide que l'on suppose la marche du délétère qui la produit, la raison répugne à une pareille progression, et nous force à recourir à une cause générale pour expliquer ses effets, qui sont inconcevables, lorsqu'on leur assigne une origine particulière. Celle que je vais indiquer me semble propre à les faire comprendre; et quoiqu'elle ne soit pas moins alarmante que celle dont on s'imagine qu'ils dépendent, elle laisse au moins l'espoir consolant qu'elle ne sera pas éternelle, puisqu'elle doit enfin céder au temps seul, pourvu qu'on ne continue pas à l'entretenir.

Quoique la cause productrice de la fièvre jaune ne soit point locale, et qu'elle ait, au contraire, beaucoup d'extension, je suis bien éloigné de chercher à affaiblir les craintes qu'inspire la faculté qu'elle a de se communiquer. Je le tenterais même en vain, puisque les preuves multipliées qu'on en à acquises n'en démontrent que trop le danger. Cependant, malgré la persuasion où je suis qu'elle possède cette faculté, je ne puis regarder comme un moyen de me persuader de la vîtesse avec laquelle on prétend qu'elle l'exerce, son apparition simultanée dans une grande ville, et encore moins celle qui a lieu à-la-fois dans plusieurs cités : cette dernière surtout me paraît exiger l'intervention d'une cause qui agit dans tous les lieux avec la même force et à la même époque, dont le développement peut, à la vérité, être accéléré dans certaines circonstances, mais qui ne peut jamais être suppléée par aucune de celles qui auraient une source limitée. En effet, quelque malfaisante que puisse être une cause de cette nature, il n'est pas probable qu'elle le soit au point de donner lieu à des effets aussi étendus et aussi subits que le sont ceux dont je viens de parler.

Vainement voudrait-on s'autoriser, pour appuyer cette assertion, des bruits qui ont couru dans le continent de l'Amérique au sujet de l'épidémie qui l'a dévasté en 1794, et qui se vit d'abord dans la seule ville de New-Yorck, puisque, bien loin de remplir cet objet, ils tendent, selon moi, à la détruire. Je vais rapporter les plus accrédités, afin de mettre le lecteur à même de les apprécier. Il en courait deux principaux : l'on assurait dans le premier que cette maladie s'y était déclarée à l'occasion de l'ouverture d'un magasin où l'on tenait renfermées une grande quantité de peaux de bœufs qui s'y étaient putréfiées, et qui avaient répandu à leur sortie une odeur infecte; et l'on ajoutait, dans la vue d'en convaincre, que leur extraction y avait donné lieu; que les premiers qui en avaient été attaqués avaient été vus dans la partie de la ville où était ce magasin qui se trouvait situé sur le bord de la mer. On voulait, dans le second, qu'on l'eût reçue d'un bâtiment venant de Saint-Domingue, et dont l'équipage était atteint de la fièvre qui régnait alors dans cette colonie; et cette croyance paraissait d'autant mieux établie, que le quartier de cette cité, vis-à-vis lequel ce bâtiment était à l'ancre, avait donné le premier des signes de l'infection.

Ainsi, on attribuait cette épidémie à deux causes bien distinctes, lorsque chaque parti n'en reconnoissait qu'une seule. Or, maintenant si on demande quelle pouvait être la véritable, je répondrai que, dans une occasion d'une telle importance où les témoins ne pouvaient pas avoir manqué, et sur laquelle il n'aurait dû y avoir qu'un sentiment, dès-lors qu'ils ont été partagés, il n'est pas conséquent d'en admettre une comme telle. Supposons les néanmoins pour un instant vraies l'une et l'autre; quelle induction en faudrait-il tirer? Premièrement, qu'il est certain que la fièvre jaune a commencé cette année-là à se montrer à New-Yorck, ce que ses habitans n'auraient osé nier, puisqu'elle ne parut effectivement que quelque temps après dans les autres villes des Etats-Unis; et en second lieu, qu'elle s'y est manifestée sur les bords de la mer avant que de s'introduire dans le centre de la ville; mais on ne pourrait aller plus loin sans cesser de raisonner juste.

Et en effet, si une de ces causes, et même les deux réunies, avaient seules donné lieu à cette épidémie qu'on suppose avoir passé de proche en proche, ou avoir été portée dans différentes villes très-distantes les unes des autres, au moyen des relations qu'elles ont entre elles tant par mer que par terre, peut-on penser que quinze ou vingt jours auraient suffi pour qu'elle devînt aussi générale qu'elle le fut bientôt tout-à-coup, principalement lorsqu'il est certain qu'on aura pris dans toutes les moyens les plus propres à s'en garantir, aussitôt qu'on y aura été instruit de son apparition à New-Yorck? Or, si de pareilles causes, dont l'existence n'est pas bien avérée, ont pu avoir part à l'événement dont il est ici question, ce n'est donc qu'en accélérant dans cette cité le développement de celle qui l'a occasionné, et qui n'avait besoin que d'un peu plus d'activité pour faire naître d'elle-même cette maladie, ainsi qu'elle l'a fait dans les autres villes où elle a produit les mêmes effets, sans avoir été précédée par rien de semblable : de sorte qu'elles n'auraient, dans ce cas, agi que comme causes occasionnelles, et non comme efficientes. En outre, si les exhalaisons provenant des peaux putréfiées avaient été capables de donner naissance à cette épidémie, la même chose n'arriverait-elle pas ailleurs, et ne serait-on pas exposé à voir partout et dans tous les instans la fièvre jaune? Or, comme elle ne se montre aux Etats-Unis qu'aux mêmes époques, et le plus souvent dans plusieurs villes à-la-fois, il n'est pas raisonnable de leur attribuer l'épidémie de 1794. On en peut dire autant du navire venant de Saint-Domingue : car, pour que l'équipage eût pu l'occasionner, il aurait été nécessaire avant tout que la fièvre qui ravageait alors cette colonie eût eu la faculté de se communiquer. Mais celle qu'on y voyait n'ayant de commun avec la fièvre épidémique dont nous parlons, que son type et son caractère simplement adynamique, elle n'aurait pu paraître à New-Yorck qu'avec ces deux attributs qu'elle avait à Saint-Domingue; d'où par conséquent il répugne qu'elle ait été apportée.

Bien plus, je soutiens qu'elle n'a point été transférée des autres colonies au continent de l'Amérique : car, si l'on jette un coup-d'œil sur les maladies qu'on y voit et qui diffèrent plus ou moins de la fièvre jaune, pour se rapprocher de celles que j'ai observées à la Gouadeloupe, on se convaincra que leur terminaison est trop prompte pour que les malades n'y succombent pas dans le voyage. Mais, dans la supposition contraire où le germe de ces maladies en resterait concentré assez long-temps dans les corps, pour que ceux qui les auraient contractées pussent arriver dans leur patrie avant que le développement ne s'en fût fait, celles auxquelles elles donneraient lieu lorsqu'il viendrait à éclore, n'occasionneraient jamais la mort que de ces individus qui ne communiqueraient pas à personne les maladies qui en résulteraient, puisqu'elles ne seraient point dans ce cas, et qu'on ne peut communiquer que celles de cette nature.

De la cause de la Fièvre jaune.

On demandera maintenant comment il arrive

que cette fièvre, qui n'a pas toujours été connue au continent septentrional de l'Amérique, y existe pourtant aujourd'hui, puisque les causes dont je viens de parler sont incapables de l'y faire naître, et que tout concourt à prouver qu'elle ne vient pas du dehors. Je vais tâcher de répondre à cette question, en indiquant sa véritable source, que je trouve dans la situation des villes.

Bâties sur les bords de la mer et des rivières, on a construit au-devant d'elles, et quelquefois sur leurs côtés (ce qui dépend du terrain qu'on a choisi), des espèces de quais qu'on nomme dans le pays, *warfs*, qui en ont été placés à une distance plus ou moins éloignée, mais toujours à une profondeur d'eau telle, que les navires peuvent s'en approcher assez près pour être chargés et déchargés avec le secours seul d'une grue. Au lieu de faire ces warfs pleins, on s'est contenté de frapper plusieurs rangs de pieux et de les revêtir de planches à une certaine hauteur. Mais ces pieux n'étant point assez près les uns des autres pour empêcher les vases que pousse le flux de s'insinuer entre eux, et l'étant néanmoins assez pour les retenir, elles y croupissent en y séjournant, et répandent, durant les chaleurs de l'été, qui sont aussi fortes que celles qu'on éprouve aux Indes occidentales, des vapeurs d'une odeur insupportable qui nuisent beaucoup à la salubrité de l'air, et qui pourraient seules être la cause de la maladie que concerne cette notice.

On ne s'en est cependant pas tenu à la construction de ces warfs ; et comme s'ils n'avaient pas été suffisans pour causer de grands maux, on en a élevé des seconds, puis des troisièmes, et souvent des quatrièmes, les uns devant les autres, en laissant entre chacun d'eux des intervalles assez considérables pour y bâtir des maisons séparées par de vastes rues ; ensorte que ceux qui étaient en premier lieu sur le bord de la mer et des rivières s'en sont trouvés éloignés dans la suite de cinq à six cents pas.

Quoique les warfs et les terrains qu'ils renferment aient été successivement comblés, le fond en est néanmoins resté le même : ainsi, outre les vapeurs que fournissent les warfs les plus avancés, il se dégage de toute la surface remblayée un gaz qui vicie l'air des rues qui y sont placées, ou qui, en se concentrant dans les maisons qui les forment, agit d'une manière pernicieuse sur ceux qui les habitent (1).

---

(1) Voyez ce qui a été dit à ce sujet, chap. I, art. V, p. 60 de mon Essai, quand il a été question des accidens produits par une cause semblable à la Pointe-à-Pître.

Toutes les villes étant situées de la même manière, et conséquemment bordées de ces espèces de quais, devant plusieurs desquels encore la mer se retire pour laisser à découvert une plage immense et boueuse, l'évaporation dont je viens de parler a lieu dans toutes, lorsque les chaleurs sont devenues ardentes; et comme elle s'y fait en même temps, elle doit aussi y donner naissance à la maladie, à-peu-près à la même époque. De-là, l'embarras où sont les habitans de ces contrées, pour savoir précisément dans laquelle de ces villes elle a d'abord paru, et le motif des mesures de sûreté qu'ils prennent réciproquement.

Il n'est pas possible d'assigner une autre origine à la fièvre jaune, quand on considère qu'elle n'a commencé à se manifester au continent de l'Amérique, surtout à s'y populariser, que lorsque les grandes villes y ont été assez nombreuses, et conséquemment les warfs assez multipliés pour produire des effets capables de l'y faire naître, et qu'on l'y voit plus fréquemment depuis qu'on en a construit de nouvelles, et que les anciennes se sont accrues (1). J'ajouterai encore, afin d'en com-

(1) On ne doit pas conclure de ce que je dis ici de ces

pléter la preuve, que sa première apparition a lieu dans les villes, et presque toujours sur les bords de la mer et des rivières, et qu'elle ne se déclare jamais dans les campagnes, où il est rare qu'elle fasse de grands progrès (1).

Il me paraît donc démontré, tant par les faits que par le raisonnement, que la cause qui a fait naître et qui régénère la fièvre jaune aux États-Unis est attachée à leur sol, et j'espère qu'on en sera convaincu par ce qui me reste à dire.

On a vu plus haut que la couleur dont la peau s'empreint dans la fièvre jaune en est un attribut qui lui est tellement essentiel, qu'il en est inséparable. Je crois qu'il serait inutile d'entreprendre d'en découvrir la cause première, qui n'est vraisemblablement qu'une modification dé-

---

deux dernières causes de la fièvre jaune, qu'elle doit devenir plus fréquente et plus meurtrière en raison de l'augmentation des villes, puisque les miasmes qui se dégagent des lieux anciennement comblés perdent chaque jour, en s'épuisant, de leur malignité.

(1) Voyez ce qui a été dit plus haut, lorsque j'ai fait mention des bruits répandus au continent de l'Amérique, au sujet de l'épidémie de 1794, que quelques-uns assuraient aussi avoir commencé à Philadelphie par une rue qu'on nomme *Water-Street* (rue de l'Eau), laquelle est établie sur des *warfs*.

pendante du climat des Etats-Unis (1). C'est en vain qu'on l'a cherchée dans la manière de vivre des habitans de cette contrée ; car, quoique leur nourriture ne consiste guères qu'en viande, et surtout en chair de porc, dont un homme mange souvent une si grande quantité en un seul jour, qu'elle surpasse de beaucoup celle dont un de nos compatriotes se contente dans une semaine, je ne pense pas que cette couleur doive lui être attribuée (2), quelque mauvaise que soit la qualité du chyle qui en résulte. S'il en était autrement, pourquoi ne l'aurait-on pas aperçue sur les Anglais, au commencement de l'épidémie qu'ils ont occasionnée à leur arrivée à la Gouadeloupe, puisque leur manière de vivre diffère si peu de celle de ce peuple ? Cet accident ne s'étant joint

---

(1) Je n'entends pas dire qu'elle lui soit particulière ; car je m'imagine que cette modification pourrait exister dans tous les pays où il se trouverait une réunion des causes qui y donnent lieu au continent de l'Amérique.

(2) Je ne parlerai ici que des gens du peuple, et surtout des matelots, dont j'ai vu quelques-uns, dans les traversées que j'ai faites sur les bâtimens de cette nation, en manger en un seul repas, sans biscuit ni pommes de terre, au moins une livre, dont plus de la moitié était de la graisse. Ils faisaient trois à quatre repas semblables chaque jour, et ne buvaient que de l'eau.

à ceux qu'ils avaient déjà que plus de six semaines après cette époque, c'est-à-dire lorsque les Américains, chez qui la fièvre jaune s'était manifestée cette année-là beaucoup plutôt qu'elle n'a coutume de le faire, eurent eu le temps de la leur communiquer, il est évident qu'il ne provient pas des alimens. Cette cause n'étant donc pas celle qui produit cette modification, dont la connaissance ne me paraît pas d'ailleurs d'une grande utilité, je ne m'arrêterai pas davantage à sa recherche : il me suffit qu'elle soit constamment attachée à cette fièvre, et qu'indépendamment du degré de certitude qu'elle donne aux faits que j'ai déjà rapportés, elle me fournisse encore un moyen de prouver des vérités d'autant plus importantes à mon sujet, qu'elles le mettent à l'abri de toutes objections.

Nous venons de voir que la peau ne devenait pas jaune chez les Anglais pendant les six premières semaines de leur séjour à la Gouadeloupe, et qu'elle ne prit cette couleur qu'à l'époque où les Américains eurent pu leur avoir apporté la fièvre jaune; et il eût été bien surprenant qu'ils ne la leur eussent pas transmise : car, outre le nombre considérable de navires qui vinrent alors dans cette île des Etats-Unis, et des provinces du même continent qui sont restées attachées à la Grande-Bretagne, il y arriva aussi des vaisseaux de guerre chargés de troupes qui y avaient vécu avec des matelots américains journellement pressés, contre le droit des gens, à bord de leurs bâtimens qui se rendaient dans les autres Antilles.

Il n'est guères possible de concevoir que la la fièvre jaune se soit introduite autrement que par cette voie à la Gouadeloupe, puisqu'elle n'y existait pas auparavant, même sur les matelots américains qui ne l'avaient pas depuis plusieurs années; avantage qu'ils devaient à ce que cette maladie ne s'étant pas manifestée chez eux durant cet intervalle, ils n'avaient pu en apporter le germe dans cette colonie. Une circonstance qui vient à l'appui de ce sentiment, c'est que je n'ai pas vu un seul individu de leur nation qui en ait été attaqué pendant les quinze derniers mois que j'y ai passés. Ils périssaient avec des accidens semblables à ceux qui enlevaient les nouveaux-venus d'Europe; et la raison en était encore que ce fléau avait été trois ans sans se montrer dans leur pays, où s'il ne se déclare pas chaque année, ce qui a souvent lieu (1), c'est parce que

(1) La fièvre jaune a commencé cette année 1807, qui est la troisième consécutive qui la voit régner au continent de l'Amérique, à se montrer dès la mi-septembre.

les chaleurs n'y sont pas toujours assez fortes pour donner une activité suffisante aux causes propres à le réveiller.

Je dis propres à le réveiller; car, quoiqu'il ne s'y fasse pas ressèntir par continuation d'une manière évidente, le principe qui l'occasionne n'en donne pas moins de temps en temps des signes de sa présence, lesquels ne permettent pas au médecin observateur de le méconnaître. Je puis en attester cette sorte de permanence par deux faits dont j'ai été témoin à la fin de juillet et au commencement d'août 1804, pendant le séjour que j'ai fait à cette époque à New-Yorck, où il ne se montra ouvertement que plus de six semaines après. Je vis alors dans cette ville deux personnes attaquées de dysenteries (1) accompagnées de fièvre adynamique qui avait tous les symptômes ordinaires à la fièvre jaune, à l'exception de la couleur de la peau, qui était légèrement plombée, sans doute parce que le délétère qui s'était affaibli depuis son renouvellement n'avait pu lui imprimer celle qu'il a coutume de lui faire prendre lorsqu'il est dans sa force. C'est vraisemblablement aussi par le peu d'action qui

---

(1) Ces dysenteries ressemblaient en tout à celles décrites chap. VI, art. III, p. 290 de mon Essai.

reste à cette cause, que la peau ne devient pas jaune dans les pays éloignés où les Américains transportent cette maladie, qui n'y trouve pas d'ailleurs des circonstances aussi propres à favoriser son entier développement, qu'elle en rencontra à la Gouadeloupe en 1794.

La correspondance observée des temps où les Américains sont attaqués de la fièvre jaune dans les colonies, avec ceux où elle sévit dans leur patrie, où elle paraît toujours auparavant, est la preuve la plus concluante qu'on puisse avoir, que non-seulement elle tire son origine du pays qu'ils habitent, mais que, loin d'en contracter le germe chez les étrangers, ce sont eux, au contraire, qui la leur transmettent, comme ils l'ont fait réellement aux Anglais pendant leur séjour à la Gouadeloupe, où elle se déclara vers la fin de septembre, époque à laquelle ils avaient pu l'y introduire, parce qu'elle s'était, ainsi que je l'ai dit ci-dessus, montrée cette année-là aux Etats-Unis beaucoup plutôt qu'elle ne le fait ordinairement.

Au surplus, et c'est le dernier argument que j'emploierai en faveur de l'opinion que je professe ici, serait-il probable qu'on fût exempt de la fièvre dans cette contrée pendant un intervalle de temps aussi considérable qu'on l'y est en effet, si, comme les Américains voudraient le donner à entendre (1), elle y venait des Indes occidentales. Si on a pu le présumer autrefois, une pareille erreur ne doit plus subsister aujourd'hui, que l'on sait que le nombre des navires qu'ils y envoient s'y était sextuplé pendant les trois dernières années qu'ils ne l'ont point eue, et qu'il y a toujours continué à être double de ce qu'il était avant la révolution française, qui est devenue, par la liberté dont ils jouissent d'y importer et d'en exporter toutes les espèces de denrées, une source incalculable de prospérité pour leur commerce.

Par tout ce qu'on a vu jusqu'à présent, il pa-

---

(1) Ils ont trop de bon sens pour le croire, et je ne pourrais pas m'empêcher de penser que les précautions qu'ils prennent sont uniquement pour tranquilliser l'esprit du peuple, si, portant plus loin mes vues, je n'avais pas lieu de me persuader qu'ils ont aussi voulu en imposer aux autres peuples, en feignant des craintes que ceux-ci devraient seuls avoir. C'est ainsi qu'ils détournent l'attention commune, et que leur commerce éprouve à peine quelque gêne. La manière qu'ils observent pour eux les quarantaines, en accordant aux maîtres des navires la liberté de se rendre dans les villes aussitôt qu'ils sont arrivés, et celle qu'ils laissent aux personnes attachées à leurs lazarets de communiquer avec celles du dehors, m'ont convaincu qu'ils n'avaient pas d'autres motifs que ceux dont je viens de parler.

raît bien certain que le continent de l'Amérique n'a point reçu la fièvre jaune des colonies, d'où, d'ailleurs, il est impossible qu'elle soit venue, puisque tout prouve qu'elle n'en tire point son origine.

J'ai déjà dit qu'elle n'existait point à Saint-Domingue ni dans aucune des Antilles avant l'épidémie qui a désolé le contiment américain en 1794; et cela est si vrai, que, s'il n'en eût pas été ainsi, je n'aurais certainement pas manqué de l'y observer sur quelques-uns de leurs habitans.

Or, il ne m'est pas arrivé d'en voir un seul atteint de cette fièvre durant plusieurs années que j'y ai demeuré; ce qui ne laisse aucun doute qu'elle n'avait pas lieu dans ces contrées, où il est bien étonnant qu'elle ne se soit pas introduite long-temps auparavant, vu les rapports qu'elles ont avec les Américains; mais la constitution des individus y paraît, ainsi que je l'ai fait remarquer ailleurs (1), si fortement opposée à recevoir les impressions qui peuvent lui donner naissance, qu'aucun de mes confrères n'en a été attaqué, non plus que moi, malgré la malheureuse facilité que j'ai de contracter les autres fièvres, quoique nous

(1) Voyez ce que j'ai dit de cette opposition page 34 de l'introduction.

ayons donné plusieurs fois les uns et les autres des soins à des Américains qui en étaient atteints, et fait pendant plusieurs semaines la visite des hôpitaux où l'on déposait les soldats anglais, lorsque la fièvre qu'ils avaient au commencement eut dégénéré en celle-ci. Il en a été ainsi pour la généralité des colons, chez qui la fièvre qui a ravagé les îles n'a pas eu dans cette colonie, même dans les circonstances les plus calamiteuses, une parfaite ressemblance avec la fièvre jaune.

Je viens d'exposer le plus clairement, et de la manière la plus succinte qu'il m'a été possible, la nature et la cause de la fièvre jaune, et je passe, après avoir rempli la tâche que je m'étais imposée, aux descriptions que j'en ai promises, pour m'occuper ensuite de son traitement, et terminer cette notice par quelques réflexions.

Première espèce.

L'espèce dont je m'occupe ici est la plus aiguë, et attaque ordinairement d'une manière brusque. L'accès, le plus souvent précédé de frisson, est violent et accompagné d'un mal de tête considérable. La peau a une chaleur âcre au toucher et une nuance de jaune; les yeux ont une couleur semblable à celle de cette dernière, et leurs vaisseaux engorgés sont abattus; la langue est recouverte d'un limon safrané et terne, qui laisse voir clairement sa superficie; la soif, quelquefois très-forte, est communément à peine remarquable, et le pouls, qui est accéléré, élevé et plein, n'est pas dur. Il y a encore faiblesse générale, anxiétés, resserrement au précœur, et de la tension au bas-ventre, qui est sec. Les urines sont d'un rouge tirant sur le jaune, et claires, avec anéorême, ou des flocons suspendus dans leur milieu, ou bien troubles et sans sédiment.

L'état du second jour est, à peu de choses près, le même que celui du premier, si ce n'est que la peau a jauni, que la faiblesse est plus grande, et que les malades commencent à ressentir des douleurs dans le bas-ventre.

La fièvre est plus forte le troisième qu'elle ne l'avait encore été; l'accablement remplace la faiblesse; la peau est entièrement jaune, la langue chargée, les anxiétés plus grandes, le précœur plus serré, et les douleurs du ventre, qui est météorisé, vives. Il y a parfois nausées, et la soif commence à diminuer vers la fin du redoublement, lorsqu'elle a été intense dès le principe. Ces accidens continuent pendant le quatrième jour, sans qu'on y observe de changement bien notable; mais les forces sont en prostration le cinquième; l'enduit qui couvre la langue est épais et sale. Les malades sont très-agités, ont des nausées, quelquefois des vomissemens bilieux, ou seulement des glaires jaunâtres, et éprouvent dans le bas-ventre, qui est ballonné, des douleurs qui leur font, la plupart du temps, pousser les hauts cris, et l'on entend dans sa capacité des borborygmes et des grouillemens qui annoncent qu'il ne tardera pas à s'ouvrir : la fièvre a deux redoublemens dans les vingt-quatre heures, et l'on observe dans le fort de chacun d'eux, un léger délire : le pouls, qui est toujours accéléré, s'affaiblit et se concentre, et la peau, dont la chaleur tombe sans perdre beaucoup de son âcreté, devient plombée.

Les douleurs sont moindres le sixième jour, et le pouls, qui est vîte, est aussi plus faible et plus concentré; la peau n'a plus qu'une chaleur médiocre, et est un peu moite. La soif est nulle; les anxiétés et les agitations ne permettent point de repos aux malades, qui sont oppressés; le hoquet survient; le ventre s'ouvre ordinairement alors, et les matières qu'il donne sont jaunes et tirant sur le brun, liées d'abord, ensuite liquides et puantes, et quelquefois mêlées d'un peu de sang dissous. Le délire se prolonge pendant la plus grande partie du redoublement.

Le septième jour enfin, les malades tombent dans l'affaissement; le pouls est précipité et très-concentré, avec des intermittences, et le hoquet est presque continuel; la peau se couvre de petites sueurs qui deviennent froides; les selles sont fétides, et cependant toujours jaunâtres; la connaissance n'a plus lieu que dans les momens où la fièvre se calme pour redoubler, et se perd bientôt entièrement pour faire place aux rêvasseries : l'oppression est extrême, et il paraît des pétéchies d'un jaune tirant sur le brun. Les malades meurent à la fin du second redoublement de cette journée, ou dans le premier de la suivante, rarement avant d'avoir atteint l'un de ces termes, et vont néanmoins assez souvent au dixième jour.

Cette espèce n'attaque guères que les individus d'une bonne constitution et ceux qui font usage des liqueurs spiritueuses, ou qui se nourrissent bien.

Seconde espèce.

Celle-ci est la plus lente de celles sous lesquelles la fièvre jaune se produit. Elle prélude par un léger frisson suivi d'un accès qui a peu de force, et pendant lequel les malades, qui ont du dégoût, éprouvent de la pesanteur et du mal à la tête, une faiblesse générale et une gêne à l'estomac. L'altération est le plus souvent nulle, et le regard abattu : la langue a un enduit ténu, auquel on aperçoit une nuance de jaune : la peau, dont la chaleur est moyenne, a une teinte semblable, ainsi que les urines, qui sont claires : le pouls est accéléré, sans élévation ni dureté.

Les symptômes sont les mêmes durant le second jour; mais la jaunisse est plus apparente, et la faiblesse et le dégoût plus grands. Le redoublement du troisième, qui n'est pas précédé de frisson, est plus marqué que le premier accès, et accompagné d'un mal de tête fatigant et orbitaire, d'accablement, de pesanteur à l'épigastre, d'anxiétés, et quelquefois de petites nausées : la chaleur de la peau est diminuée, et elle est entièrement jaune; le limon dont la langue est recouverte s'épaissit; le pouls, plus accéléré, se concentre, et le ventre, qui se météorise, est douloureux. Continuation de ces accidens le quatrième jour. Les forces sont en prostration le cinquième, et les anxiétés moins supportables : le pouls est vîte, faible et plus concentré; les redoublemens se font sentir deux fois dans la journée, et l'on observe du délire pendant leurs exacerbations : le hoquet survient encore ordinairement à cette époque, et l'altération cesse, si elle a été forte dans le commencement; la peau se ternit et perd de sa chaleur, et est moite; les douleurs du ventre, qui est tendu, rarement violentes dans cette espèce, diminuent, et les urines sont en petite quantité.

Les malades, affaissés pendant le sixième, paraissent absorbés, et en sont la plus grande partie dans un délire obscur. Etendus sur le dos ou couchés sur le ventre, ils ne prennent plus qu'avec difficulté ce qu'on leur présente; ils rêvassent vers la fin du second paroxisme, et ne peuvent rien souffrir sur eux; la peau est moite et sans chaleur, le pouls précipité, très-faible et très-concentré, et les urines, quoique rares, toujours claires. Ces accidens sont à leur comble le septième: le ventre, qui s'est ballonné, s'ouvre et donne des selles d'un jaune brunâtre, épaisses d'abord et sans beaucoup d'odeur, ensuite claires et puantes, pour devenir bientôt fétides; le hoquet est fréquent, s'il a lieu (car il ne survient pas toujours); la peau est froide et couverte de sueurs; les rêvasseries sont continuelles; il paraît des taches, et quelquefois des pustules qui ont l'élévation et la largeur d'une lentille dont la forme serait sphérique : elles sont les unes et les autres d'un jaune rembruni, et le sommet des dernières, qui sont aplaties, d'une couleur légèrement plombée. Enfin, la mort, qu'ont précédée ses autres signes avant-coureurs, arrive de la fin du second redoublement de ce jour, à un de ceux du dixième, et très-rarement avant cette époque.

Les personnes naturellement débiles, ou qui le sont devenues par des maladies antécédentes, ou par le défaut d'une nourriture convenable, sont plus particulièrement exposées à être atteintes de cette espèce.

L'ordre dans lequel on vient de voir que se faisait le développement des symptômes dans ces deux espèces, n'est pas invariable; la nature n'y suivant pas toujours une marche aussi constante, qu'elle ne soit soumise à des écarts dont la fréquence exige qu'on en fasse une mention expresse. En effet, il arrive dans l'une et dans l'autre, que les malades se sentent indisposés pendant plusieurs jours, durant lesquels ils se plaignent de lassitudes, de dégoût, de pesanteur ou d'un léger mal de tête, qui sont accompagnés d'un dérangement dans le pouls, qui est plus ou moins accéléré et concentré.

Ces symptômes précèdent même assez souvent leur invasion (et l'on en doit dire autant de celle des espèces intermédiaires), lorsque l'épidémie règne depuis un certain temps, parce qu'alors les individus qui avaient le plus d'aptitude à contracter la maladie, l'ayant déjà eue, il ne reste que ceux qu'une idiosyncrasie particulière, quels qu'aient été leur tempérament et leur manière de vivre, a soutenus jusqu'à cette époque, et qui ont enfin été contraints de céder aux attaques réitérées du principe qui la cause. Si la nature jouit encore d'une énergie suffisante pour faire un effort puissant contre le mal qui cherche a l'accabler, elle suscite la fièvre, qui est quelquefois assez forte pour égaler en intensité celle qu'on observe dans la première espèce : mais, au contraire (et c'est ce qui a lieu le plus souvent), elle manque de la vitalité nécessaire pour réagir convenablement ; la langueur s'empare des malades, qui n'ont qu'une fièvre légère et semblable à celle de la seconde espèce. La maladie est plus grave dans ces cas que lorsque l'invasion en est subite, par la raison que, quand elle se déclare, le délétère a déjà influencé l'universalité des solides et des fluides : aussi les individus y succombent-ils toujours plus promptement, si l'on ne se presse pas de lui opposer les remèdes les plus capables d'en dompter la malignité.

Traitement.

Je ne m'étendrai pas sur le traitement qui convient à ces deux espèces, et qui est également approprié à toutes celles qu'on pourrait faire de cette fièvre, parce qu'il ne diffère pas de celui que j'ai conseillé dans les généralités de mon Essai.

Ainsi donc, quand on est appelé dans le principe de cette maladie, qu'elle soit aiguë ou lente, c'est toujours au quinquina, au camphre et au vin qu'il faut avoir recours, afin de s'opposer à ses progrès, et de prévenir la dissolution qui menace de s'emparer des humeurs. Ces moyens suffisent pour la cure, à moins que les premières voies ne se trouvent farcies de matières dépravées ; ce qui arrive souvent chez les peuples qui mangent beaucoup de viande, et chez les individus voraces. La présence d'un semblable dépôt, qui alors a précédé la chûte, se manifeste par les signes ordinaires de *turgescence*. On obvie à l'obstacle qu'il apporterait au prompt rétablissement de la santé, en faisant précéder les médicamens ci-dessus de 15 à 20 grains d'ipécacuanha ; mais on recommence à les administrer dès que le dernier a opéré trois ou quatre fois. On en use ainsi, dans la crainte que l'évacuation que pourrait occasionner ce remède, ne jette dans une faiblesse qui deviendrait préjudiciable. Voyez ce qui a été dit à ce sujet, chap. III, art. I, p. 108 et 109 de mon Essai.

Lorsque la maladie dure depuis deux ou trois jours, il n'est pas rare qu'il se soit fait pendant cet intervalle une déposition d'humeurs qui provient de leur fonte, et dont les suites seraient plus dangereuses que celle du dépôt dont je viens de parler, puisque l'âcreté qu'elle acquiert par son séjour dans les intestins est une des principales causes des douleurs que les malades éprouvent. Il serait donc très-imprudent de donner de prime-abord les remèdes qui constituent le traitement général sans avoir prescrit auparavant quelques verres de la solution n.° 2, entre chacun desquels on donne alternativement une dose d'infusion de quinquina et une de la potion camphrée : on en cesse l'usage dès-lors qu'on s'aperçoit qu'elle a suffisamment purgé. Il est encore nécessaire d'ajouter au quinquina une douzaine de feuilles de chicorée sauvage ou de pissenlit avant que de verser dessus l'eau dont on se sert pour son infusion, qu'il est souvent nécessaire de faire dans la décoction d'une plante apéritive.

Quant à ce qui concerne les douleurs qui sont,

comme je l'ai fait remarquer, quelquefois excessives, et qui ne dépendent pas d'une irritation nerveuse, ainsi que les remèdes calmans qu'on a employés contre elles, portent à penser qu'on l'a cru, les clystères émolliens sont les seuls moyens qu'on puisse prescrire avec sûreté pour les apaiser. Ces injections, qu'on fait à demi-seringue, ont le double avantage d'adoucir les matières qui les causent, en se mêlant avec elles, et d'en solliciter la sortie. On aide néanmoins leur effet par quelques doses de la mixture saline n.° 1, qu'on peut continuer en l'alternant avec le quinquina et le camphre, tandis que la nature des selles paraît les exiger : elle est d'ailleurs utile, en ce que, soutenant les forces, elle prévient la faiblesse à laquelle des évacuations réitérées pourraient donner lieu.

Il est presque inutile de dire que les indications se remplissent dans ces espèces de la même manière que dans les autres espèces adynamiques, et que leurs accidens particuliers se combattent avec des médicamens semblables à ceux qu'on y emploie; de sorte qu'il faut, dans tous les cas, bien prendre garde de négliger aucune des précautions que j'ai précédemment recommandées.

On suit le traitement, c'est-à-dire, qu'on continue le quinquina et le camphre jusqu'à ce que la fièvre cède, ou qu'elle change de caractère, et on l'achève par l'usage des bouillons amers ou apéritifs, soit seuls ou aiguisés d'un sel neutre, ou bien en donnant un ou deux minoratifs, tel que celui indiqué n.° 7. Si elle devient opiniâtre, on tente de la détruire avec l'opiate, n.° 8, qu'on remplace, lorsqu'elle résiste, par les sucs d'herbes, qu'on prescrit à la dose de huit à dix cuillerées tous les matins, pendant quinze à vingt jours.

Les remèdes que j'ai indiqués contre cette maladie ne sont pas les seuls qu'on y ait employés ou prescrits; j'ai déjà parlé des rafraîchissans, de l'opium et du mercure, qui n'y ont point été oubliés, quoiqu'ils y soient aussi dangereux qu'ils le sont dans toutes celles du même genre. Je ne dirai rien des acides ni des autres médicamens, qui sont en général nuisibles aux dernières; mais comme je n'ai pas eu l'occasion d'en mentionner un, l'huile de ricin, que j'ai vu donner si souvent à une certaine époque, malgré qu'elle le fût sans succès, qu'on pouvait la considérer alors comme un remède banal : je vais en dire ce que je pense.

On prescrivait cette huile dans la double vue d'évacuer et d'apaiser les douleurs. Elle purge bien à la vérité assez ordinairement sans causer de tranchées, mais les évacuations qu'elle procure sont quelquefois trop abondantes. Ainsi son effet n'est pas sûr, et cet inconvénient n'est pas le seul qui soit attaché à son usage; car elle fait perdre, par la lenteur avec laquelle elle opère, un temps précieux, et laisse, lorsque son action cesse, une certaine langueur dans le canal intestinal, dont elle obstrue en outre l'embouchure des vaisseaux, qu'elle met de cette manière hors d'état d'absorber pour l'instant les remèdes dont l'entrée dans la masse est indispensable à la guérison. La mixture saline n.° 1, et la solution n.° 2, lui sont préférables, parce qu'elles n'ont pas ces désavantages, et que, de plus, elles calment les douleurs, en neutralisant en quelque sorte les matières du dépôt avec lesquelles elles se mêlent (1).

Il résulte de tout ce qu'on vient de voir, que le traitement de la fièvre jaune ne diffère que

---

(1) On dit avoir employé les bouillies de quinquina, dont on enveloppait le corps. Il faut que leur utilité soit constatée par un médecin instruit, pour n'être pas révoquée en doute; car le défaut de chaleur dans l'instant où il rapporte les avoir mises en usage ne pouvait guères permettre une absorption profitable. Je ne m'en suis jamais servi, mais bien de la teinture d'Huxham, que je faisais chauffer, et dont j'imbibais des compresses sur différentes parties en même temps, et je n'ai pas eu lieu de m'en féliciter.

bien peu de celui de la fièvre des Indes occidentales et des autres adynamiques, et que ce qu'il exige de particulier consiste à ajouter dans le cours de la maladie quelques feuilles d'une plante amère au quinquina, qu'on fait quelquefois, selon l'occasion, infuser dans une décoction apéritive, ainsi qu'à mettre les malades à l'usage des amers, lorsqu'elle est terminée, afin de débarrasser les humeurs de la bile qui s'est extravasée (1).

D'après les descriptions qu'on vient de voir des deux espèces que j'ai jugées les plus propres à donner une notion exacte de la fièvre jaune, et l'exposé que j'ai fait de leur traitement, il sera facile, en combinant les symptômes, de reconnaître celles qui en tiennent le milieu, et de leur appliquer les moyens curatifs qui leur conviennent; et l'on trouvera d'autant moins de difficulté dans le choix des derniers, qu'ils sont presque les mêmes pour toutes.

Je termine ici cette notice, sur laquelle je crois m'être aussi étendu qu'il m'était possible de le

---

(1) Rien ne convient peut-être mieux dans ce cas, ainsi que dans les jaunisses des autres espèces, lorsqu'il n'y a plus de fièvre, qu'une décoction de la racine de grande chélidoine, à la dose de 2 ou 3 gros par pinte, que l'on continue pendant quelques jours.

faire sans passer les bornes que je m'étais prescrites; car, outre que je n'aurais pu la faire plus longue sans me répéter, elle me paraît suffisante pour ce que j'avais en vue de prouver, c'est-à-dire, que cette fièvre ne diffère des autres fièvres adynamiques que par une affection plus particulière de la bile, qui donne constamment une couleur jaune à la peau, puisqu'elle en a le type et le caractère. Cette identité, qui est confirmée par la similitude de ses symptômes avec ceux des dernières, l'est encore par celle de son traitement, qui ne s'éloigne du leur que par l'addition de quelques remèdes qui n'y sont pas toujours si nécessaires, qu'on peut s'en passer, surtout quand on est appelé dans son principe; mais ce qui la démontre jusqu'à l'évidence, c'est que les médicamens qui rendent les autres mortelles lui sont également pernicieux.

FORMULES

DES

REMÈDES.

N.° 1.

Mixture saline.

℞ De sel d'absynthe................ ʒ iß.
Sirop de limon..................... ℥ iiß.
Eau de canelle orgée................ ℥ j.
Eau pure........................... ℥ xx.
Liqueur anody-minérale d'Hoffmann... g.ttes xxv.

Bouchez bien. Dose, deux onces toutes les heures et demie, ou toutes les deux heures.

N.° 2.

Solution.

℞ Casse en bâton................... ℥ ij.
Orange amère (1)................... N.° 1.
Feuilles de chicorée sauvage......... N.° 12.

(1) Si l'on n'a point d'orange amère, on la remplace par un citron, et au lieu de douze feuilles de chicorée sauvage, on en met vingt-quatre.

Brisez la casse pour en avoir la pulpe, que vous mettrez avec l'orange pelée et coupée par rouelles, et les feuilles de chicorée hachées menu : versez sur le tout une pinte d'eau bouillante ; mêlez bien avec une cuiller pour séparer la pulpe de la casse du bois et des noyaux : couvrez pendant dix minutes ; mêlez de nouveau et coulez en exprimant : adoucissez avec deux onces de sirop simple.

N.° 3.

Clystère.

℞ Quinquina concassé (je préfère le rouge)........................	ʒ j.
Ecorce de grenade concassée..........	℥ ß.
Teinture d'Huxham..................	℥ I.
Camphre..........................	gr. vj.

Faites bouillir légèrement le quinquina et l'écorce de grenade pendant un quart-d'heure dans une pinte d'eau ; coulez et ajoutez la teinture d'Huxham, dans laquelle on aura fait dissoudre le camphre. — Pour quatre clystères.

N.° 4.

Clystère.

℞ Quinquina concassé...............	} aa ʒ vj.
Ecorce de grenade concassée..........	}
Roses de Provins....................	pag. IV.
Amidon...........................	ʒ IV.

Faites bouillir le quinquina, l'écorce de grenade et les roses dans une pinte d'eau pendant un quart-d'heure, et coulez : délayez l'amidon dans la colature, et faites cuire pendant quatre à cinq minutes. — Pour quatre clystères.

N.° 5.

Épithème.

℞ Farine de froment..................	cochl. iij.
Vinaigre fort..........................	cochl. ij.
Poivre pulv............................	aa ℈ ij.
Muscade pulv..........................	

Délayez la farine avec le vinaigre pour en former une pâte d'une consistance moyenne, et l'étendez sur un linge, de manière à ce qu'il soit large comme la paume de la main : parsemez la surface qui doit être appliquée sur le creux de l'estomac, avec le poivre et la muscade mêlés ensemble : contenez par le moyen d'un bandage.

N.° 6.

Épithème.

℞ Coupez le tour d'un pain d'une livre de l'épaisseur de deux écus de six francs, et faites le griller : jettez-le chaud dans environ six cuillerées de bon vin rouge, dans lequel vous aurez mis la moitié plein un dez à coudre de noix muscade pulvérisée, et imbibez-le bien : parsemez-le encore de poudre de muscade sur le côté, que vous appliquerez sur le creux de l'estomac, et contenez avec un bandage.

N.° 7.

Minoratif.

℞ Follicules de séné	} aa ʒ ij.	
Quinquina concassé menu		
Sirop de chicorée composé	℥ ij.	
Sulfate de magnésie (sel d'Epsom)	ʒ iij.	

Versez sur les follicules et le quinquina un moyen verre d'eau bouillante ; couvrez et mettez à infuser pendant deux heures sur les cendres chaudes ; remuez deux ou trois fois la liqueur pendant l'infusion, et coulez : ajoutez à la colature le sirop et le sel.

N.° 8.

Opiate.

℞ Quinquina rouge pulvérisé	ʒ IV.
Tartrite de potasse antimoniée (tartre stibié)	gr. vj.
Sel d'absynthe	℈ j.
Muriate ammoniacal (sel ammoniac)	gr. x.

Sirop d'absynthe ; q. s. pour former une masse dont on fera seize pilules. La dose est de quatre de ces pilules, qu'on peut partager, si on les trouve trop grosses. On prend deux ou trois de ces doses entre les redoublemens, si la fièvre est continue, ou entre les accès, si elle est intermittente, et sept à huit cuillerées de soupe immédiatement après.

N.° 9.

Tisane.

℞ Racines d'oseille................		
De fraisier...............	aa ℥ ij.	
De chicorée sauvage.......		

Coupez et fendez les pour les mettre à bouillir pendant un quart-d'heure dans vingt-quatre onces d'eau; retirez du feu; couvrez et coulez un quart-d'heure après. Faites tremper ensuite dans cette décoction pendant quelques minutes une boule de mars de Nancy, et donnez en à boire trois verres dans le courant de la journée. On peut y ajouter deux ou trois cuillerées de vin blanc.

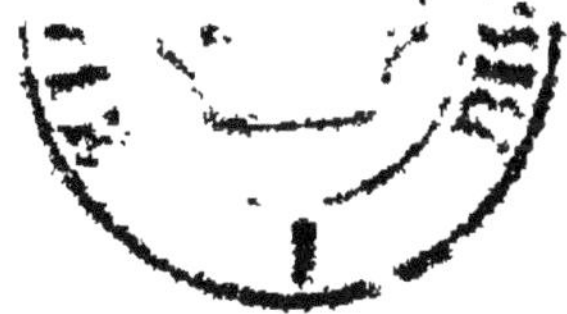

N.° 10.

Mélange.

℞ Acide citrique (suc de citron)..... ℔ ij.
Muriate de soude (sel marin)......... ℥ iv.

Mêlez et faites chauffer.

N.° 11.

Soupe.

℞ Carotes moyennes................ N.° ij.
Feuilles d'oseille................ ... N.° x.
Idem, de laitue..................... N.° ij.

Hachez menu ces légumes et mettez les dans une pinte d'eau, avec gros comme un petit œuf de pigeon de beurre frais, un peu de sel, de poivre et de canelle ou muscade : faites cuire doucement pendant deux heures; coulez avec expression, et versez sur trois ou quatre tranches de pain très-minces et grillées : donnez de suite à prendre.

Je me sers ordinairement de cette soupe lorsque je donne l'opiate à la fin de la maladie. On enveloppe chaque pilule d'une portion de tranche de pain, qu'on avance sur l'extrémité de la cuiller, qu'on remplit de bouillon. Les malades les avalent ainsi sans répugnance, et ne s'en trouvent nullement fatigués. Ils mangent ce qui reste de la soupe après qu'ils ont pris les pilules.

FIN.

TABLE

Des matières contenues dans cet Ouvrage.

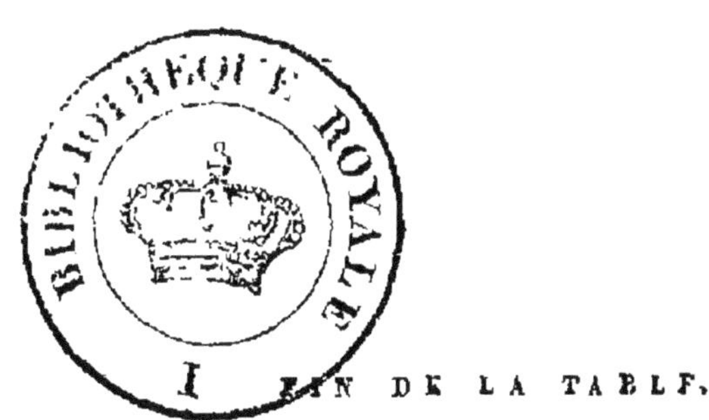

FIN DE LA TABLE.

ERRATA.

Pages.	Lignes.	
29	1.ère	Guadeloupe, *lisez :* Gouadeloupe.
32	22	à leur donner, *lisez :* à y donner.
40	6	ses moyens, *lisez :* les moyens.
49	28	accè, *lisez :* accès.
76	15	s'y enjoindre, *lisez :* s'y en joindre.
77	4	virulene, *lisez :* virulence.
97	3	qu'on aurait évités, *lisez :* qu'on aurait évité, et mettez une virgule avant symptômes.
idem.	14	pour la continuer, *lisez :* pour le continuer.
98	14	elle ne dure, *lisez :* elle n'en dure.
103	22	dans les viscères, *lisez :* dans ces viscères.
idem.	26	qu'il ne supporte, *lisez :* qu'ils ne supportent.
123	4	donnant, *lisez :* et donne.
126	4	qui est à redouter, *lisez :* plus à redouter.
146	2	qu'occasionnerait, *lisez :* qu'en occasionnerait.
168	25	fixer, *lisez :* fier.
177	22 et 23	entre les mots *premier* et *lorsqu'on* il ne doit y avoir qu'une virgule, parce que la phrase se suit.
183	16	au fort paroxisme, *lisez :* au fort du paroxisme.
189	11	est peu, *lisez :* est assez peu.
206	7	et qu'il est, *lisez :* et il est.
219	18	d'une fièvre les symptômes, *lisez :* d'une fièvre dont les symptômes.
223	18 et 19	effacez : *elle pourrait en imposer sur le besoin de ce secours.*

Pages	Lignes.	
225	1	enchaîne, *lisez :* l'enchaîne.
263	22	à précipiter, *lisez :* à y précipiter.
264	8	ils s'élèvent, *lisez :* ils se livrent.
268	19	un obstacle, *ajoutez :* à la crise.
271	9 et 10	que de leur durée, *lisez :* que celle de leur durée.
272	28	difficile, *lisez :* docile.
276	16	altérée, *lisez :* atterrée.
278	5	plus probable, *lisez :* plus que probable.
296	5	au lieu d'*universala*, lisez : *universalisa.*
297		ligne dernière, et pag. 298 ligne première, communes et, *lisez :* communément.
319	13	je continuai, *lisez :* je continuais.
339	7	fortifié, *lisez :* fortifier.
340	14	des espèces, *lisez :* de ces espèces.
367		ligne avant-dernière, de la fièvre, *lisez :* de cette fièvre.

www.ingramcontent.com/pod-product-compliance
Ingram Content Group UK Ltd.
Pitfield, Milton Keynes, MK11 3LW, UK
UKHW020607230726
13926UKWH00005B/2252